自律神經超圖解

身體怪怪的，都是因為它？
學會與最不受控的人體系統和平共處

日本自律神經研究第一人
小林 弘幸 醫師
HIROYUKI KOBAYASHI

前言

「最近一直覺得好累，好痛苦啊……」

「去醫院檢查也檢查不出什麼毛病……」

如果您也有這樣的感覺，請務必讀一讀本書。

因為這些疲勞或痛苦，很有可能是源於自律神經出了毛病。

只要讓紊亂的自律神經平靜下來，身體就能比實際年齡還健康。

「自律神經」常與運動神經相提並論，簡單來說，就是「主掌心臟跳動或血液流動這類，無法由意志來控制動作的神經」。

自律神經早從我們出生的第一秒就開始運作，而且一秒也不停歇。

這麼辛勤工作的「自律神經」，主要分成交感神經與副交感神經，如果是身體健康的人，白天的時候，交感神經會比較活躍，到了晚上，則換成副交感神經變得比較活躍，讓我們能一覺到天亮。

之所以會出現開頭提及的「覺得好累」、「覺得身體不舒服」這些症狀，常常是因為交感神經與副交感神經由於生活習慣、飲食生活、壓力或其他因素而變得紊亂，所以才會出現早上起不來，晚上睡不著的症狀。

本書將以插圖說明自律神經變得紊亂的原因，以及改善這個問題的方法，也會從「生活習慣」、「飲食生活」、「心理建設」、「運動」這四個角度來介紹調理自律神經的方法，讓大家變得精神奕奕，活得健健康康。

心理與生理能否比實際年齡年輕，全憑自己的努力。

請大家一起享受這個自我改造的過程。

順天堂大學醫學部教授　小林弘幸

第1章 自律神經是什麼？

第2章 調整自律神經的生活習慣

第3章 調節自律神經的飲食生活

第4章 調整自律神經的心理狀態

第5章 調節自律神經的運動

第1章

自律神經是什麼？

去醫院也找不出毛病在哪的不適感

原因出在紊亂的自律神經

「總覺得意志消沉」、「覺得做什麼都好煩」、「動不動就發脾氣」……每天都忙得團團轉的話，恐怕會常有上述的煩悶，有時還會出現頭昏、頭痛、心悸、肩膀僵硬、腰痛、手腳冰冷、水腫、失眠這些惱人的症狀，而且去醫院檢查也找不出什麼原因，所以很常被總結為「疲勞導致的毛病」。

可是，疲勞也分為需要的疲勞與不需要的疲勞，比方說，盡情運動之後的疲勞感是舒服的、對身體有益的，**但因為工作與人際關係而承受的巨大壓力，就會導致明明沒怎麼活動，身體卻像被一塊重重的石頭給壓住一般的疲勞感。真正的問題，就在於上述這些與這種疲勞感一起出現的不適感。**

這些不適感會讓身體產生什麼變化呢？關鍵在於「自律神經」。面對憤怒、緊張，或是其他高壓情況時，自律神經會變得紊亂，也會對身體發出訊號，也就是前述的那些不適症狀。「因為壓力而覺得身體不舒服」、「隨著年紀增加，體力與精神好像變差了」……這些問題有可能都源自於紊亂的自律神經。

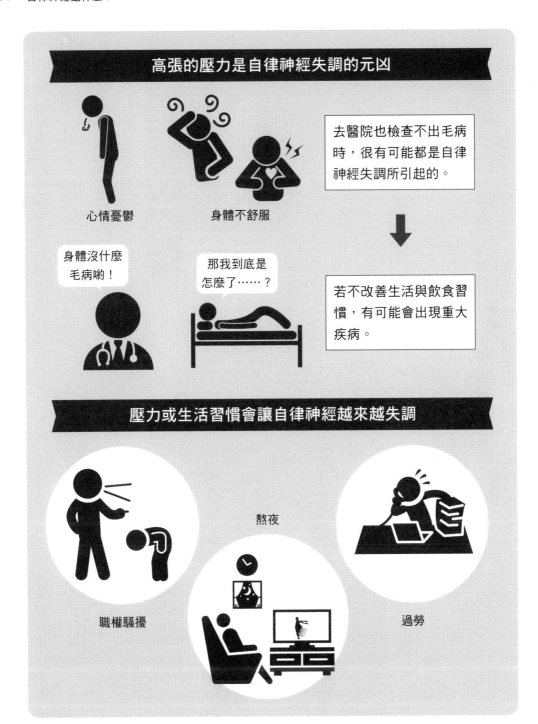

高張的壓力是自律神經失調的元凶

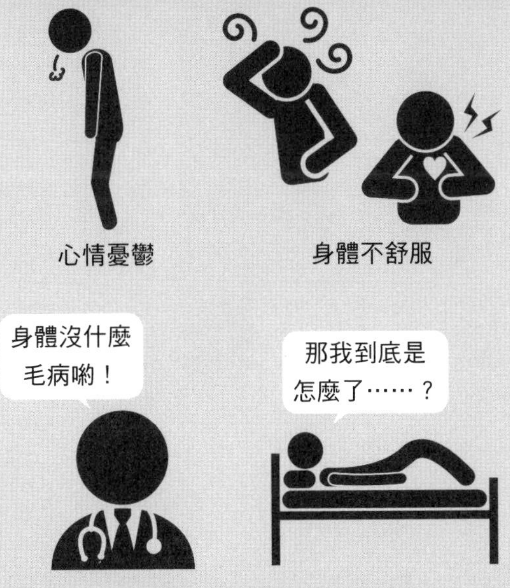

去醫院也檢查不出毛病時，很有可能都是自律神經失調所引起的。

↓

若不改善生活與飲食習慣，有可能會出現重大疾病。

壓力或生活習慣會讓自律神經越來越失調

話說回來，自律神經到底是什麼？

控制血液流動與內臟的運作

在說明「自律神經」的功能之前，先來認識「神經」是什麼吧。神經就像是大腦與各種器官互通資訊的「途徑」。來自身體內外的各種刺激都是一種資訊，這些資訊會透過神經傳至大腦與各個器官，再引起各種運作與反應。我們會覺得痛，會在塵埃滿天的環境下打噴嚏，正是這些刺激化為資訊之後，透過神經這個途徑傳至身體各部位的證據。

傳遞資訊的神經主要分成兩大種，一種是從大腦延伸至脊髓的「中樞神經」，另一種是從中樞神經往外延伸至身體每個角落的「末梢神經」。末梢神經又分成「軀體神經系統」與「自律神經」。軀體神經系統包含傳遞感覺的「感覺神經」與控制手腳肌肉的「運動神經」，自律神經則主司內臟運作、血液流動這類維持生命的生理機能。

而我們是無法隨心所欲去控制自律神經的，舉凡心臟將血液送往全身、呼吸、消化食物、吸收營養、熱的時候流汗，冷的時候發抖、調節體溫，這些都由自律神經自行運作。**不管我們是清醒還是睡著，自律神經為了維持身體的機能，會二十四小時不間斷地自主運行。**

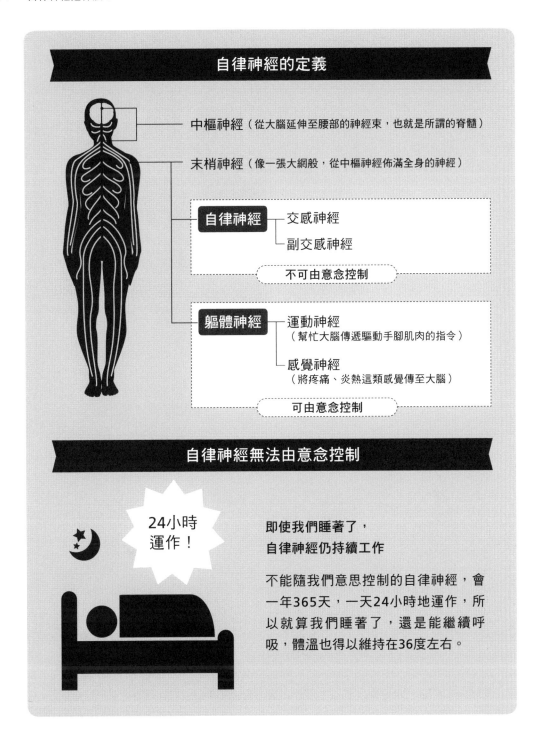

自律神經的定義

中樞神經（從大腦延伸至腰部的神經束，也就是所謂的脊髓）

末梢神經（像一張大網般，從中樞神經佈滿全身的神經）

- **自律神經**
  - 交感神經
  - 副交感神經
  - 不可由意念控制
- **軀體神經**
  - 運動神經（幫忙大腦傳遞驅動手腳肌肉的指令）
  - 感覺神經（將疼痛、炎熱這類感覺傳至大腦）
  - 可由意念控制

自律神經無法由意念控制

即使我們睡著了，
自律神經仍持續工作

不能隨我們意思控制的自律神經，會一年365天，一天24小時地運作，所以就算我們睡著了，還是能繼續呼吸，體溫也得以維持在36度左右。

心理失調就是生理失調

透過自律神經連結的心理與生理

我們的身體大約由三十七兆個細胞所組成，健康則是由每個細胞的正常運作來守護。這些**細胞需要的能量是充足的營養與氧氣**，一旦**營養或氧氣不足**，**細胞就無法正常運作**，**全身的器官也將慢慢出現毛病**。其中最重要的器官就是大腦，營養或氧氣不足會讓腦細胞的機能衰退，導致記憶力或判斷力下滑，內臟或其他器官的運作也會變慢，胃腸的功能一旦退化，吸收營養的能力就會變差，連帶出現下痢、便祕這類毛病，皮膚、頭髮、指甲這類細胞的再生速度也會減緩，整個人變得不再容光煥發。若想預防上述的毛病，就要透過飲食與呼吸，攝取足夠的營養與氧氣，讓每個細胞得到充足的能量才行。負責運送營養與氧氣的是血液，血液的流動則由前一節說明的自律神經所控制，所以只要自律神經能正常運作，血液循環就會變好，全身的細胞就能正常發揮功能。

自律神經是否失調，與心理狀態息息相關。**當我們感到憤怒、不安或心情煩躁，自律神經就會紊亂，血液循環會變差**，身體也將出現各種不適症狀，換言之，自律神經就是連接心理與生理的橋樑，**只要心理健康，自律神經就會正常，身體也會維持安定狀態**。

自律神經是連接大腦與內臟的生命線

自律神經的重大責任，就是連接大腦與內臟，扮演著維持生命的重要角色，說是生命線也不為過。

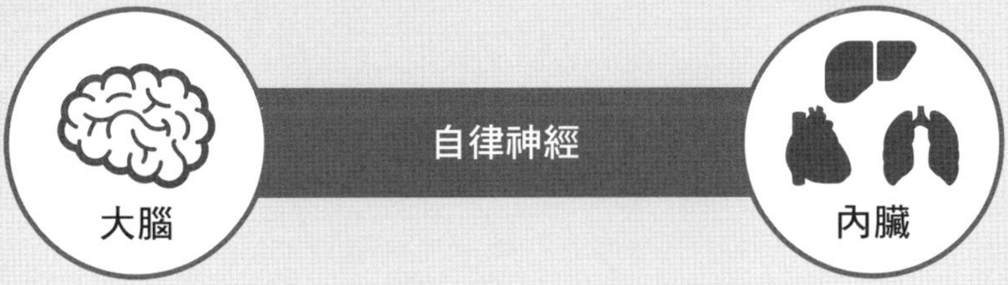

內臟就是……
所有器官的總稱，例如消化器官或是胃與其他內臟。

自律神經正常，身心就能保持健康

自律神經控制著流遍全身的血液。自律神經正常，意味著血液循環正常，也代表身體很健康。

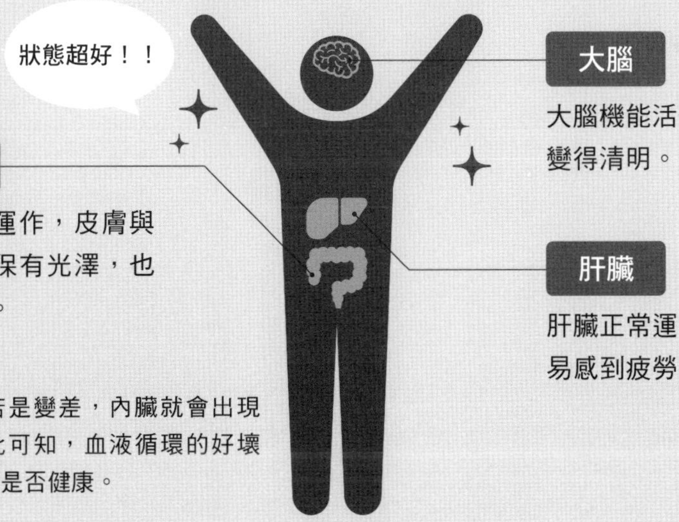

腸
腸道正常運作，皮膚與頭髮就能保有光澤，也不會便祕。

大腦
大腦機能活化，精神變得清明。

肝臟
肝臟正常運作，就不易感到疲勞。

血液循環若是變差，內臟就會出現問題。由此可知，血液循環的好壞左右著身體是否健康。

交感神經與副交感神經的功能是？

控制身體的油門與煞車

自律神經分成「交感神經」與「副交感神經」兩種。假設我們的身體是汽車，交感神經就是油門，副交感神經則是煞車。**當交感神經比較活躍時，血管會收縮，心跳數與血壓會上升，身心會變得興奮，猶如用力踩油門，一路往前衝的態勢；反之，當副交感神經比較活躍時，血管會放鬆，心跳數與血壓都會下降，身心也不會那麼興奮，整個人會呈放鬆狀態。**

由於身體有這兩種功能完全相反的神經，所以能在該活動的時候活動，該休息的時候休息，維持生物張馳有度的生理節奏。

以人類為例，交感神經會在白天變得活躍，到了晚上，則是副交感神經變得比較活躍，可是當我們的生活不太規律，或是因為工作與人際關係承受了壓力，自律神經就很容易失調。假設都只有交感神經變得活躍，全身的血液循環就會變差，身心也會一直呈現興奮的狀態，若都是副交感神經很活躍，我們就很容易覺得沒精神，欲振乏力與疲勞。只有當油門與煞車保持平衡，人體才能如汽車般輕鬆奔馳前進。

自律神經分成「交感神經」與「副交感神經」

自律神經

驅動身體的交感神經
- 活動時
- 承受壓力時

讓身體放鬆的副交感神經
- 休息時
- 睡眠時

一天之內，一定會有一邊特別活躍。

交感神經與副交感神經若能同時維持在良好狀態是最理想的

當我們感到壓力，交感神經會過度活躍，副交感神經則無法正常運作，也會因此出現各種疾病。反之，副交感神經太過活躍雖然可提升免疫力，卻也很可能會引發過敏這類問題，所以最重要的是兩者要保持平衡。

提升副交感神經的方法

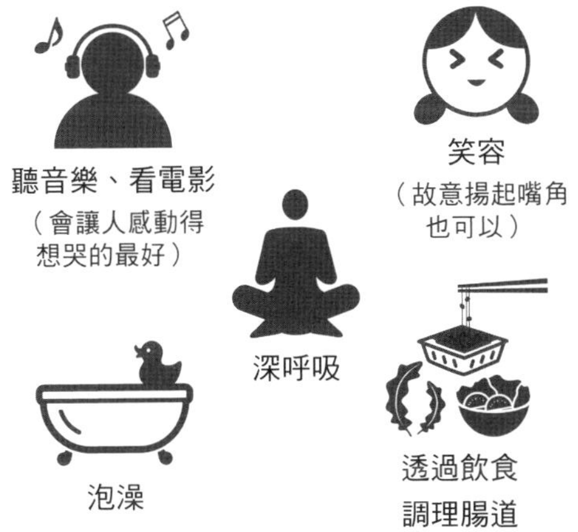
聽音樂、看電影
（會讓人感動得想哭的最好）
笑容
（故意揚起嘴角也可以）
深呼吸
泡澡
透過飲食
調理腸道

提升交感神經的方法

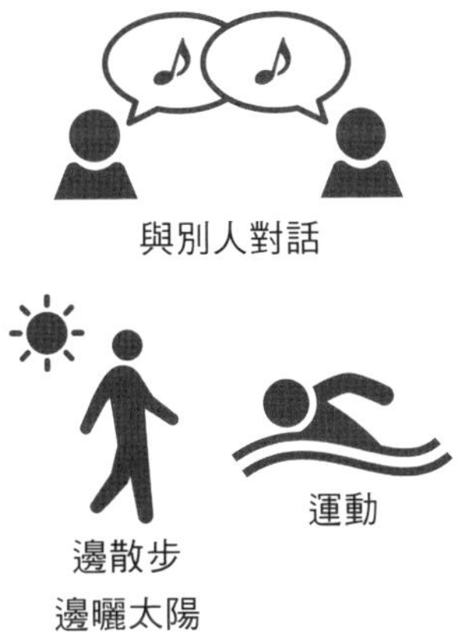

自律神經失調的類型

有可能會惡化為嚴重疾病

如同油門的交感神經與宛如煞車的副交感神經都正常發揮功能的狀態，稱為「自律神經協調」，若兩者無法正常發揮功能，則稱為「自律神經失調」。自律神經失調會讓身心變得煎熬，而造成這些症狀的主因為血液循環不良。當交感神經過度活躍，血管會收縮，血液循環會跟著變差，同時也讓副交感神經因此無法正常運作，血液循環也就無法改善，大腦與內臟甚至有可能受損。

身體不適的症狀包含**倦怠**、**疲勞**、**血液循環不良所引起的頭痛**、**肩膀僵硬**、**內臟功能衰退造成的便祕**、**下痢**、**皮膚粗糙**。當免疫力下滑，就很容易感冒與得到傳染病。長期下來，血管不斷收縮，還會產生高血壓的問題，血液會變得濃稠，血管內皮會受傷，進而出現**動脈硬化**、**血栓**、**腦中風**、**心肌梗塞這類危及生命的重大疾病**。

而精神萎靡不濟則容易變得煩躁、意志消沉，也有可能出現失眠、嗜睡這些異常症狀。

可不要誤以為「這些症狀沒什麼」，自律神經紊亂很可能會發展成重大疾病。

自律神經失調會造成心理與生理的重大傷害

交感神經與副交感神經若是過度活躍，會讓心理與生理失調，而現代人尤其容易發生交感神經過度活躍的情況，這會導致免疫力與體力下滑，以及引發各類疾病。

自律神經失調的話……

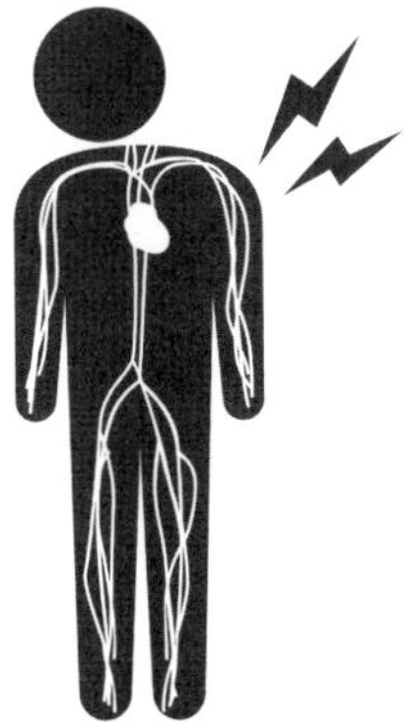

血管收縮、血液循環遲滯，血液變得濃稠

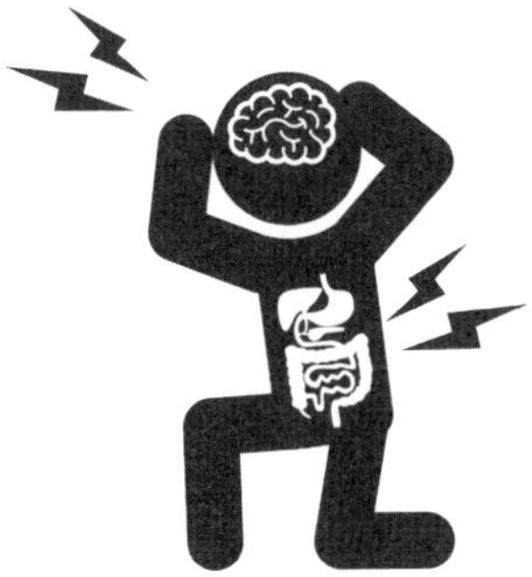

大腦與內臟受損

精神上的不適症狀

- 不安
- 意志消沉
- 失眠
- 煩躁
- 集中力不足
- 情緒不穩定

身體上的不適症狀

- 頭痛
- 心悸
- 呼吸急促
- 頭昏眼花
- 肩膀僵硬
- 便祕
- 容易疲勞
- 手腳冰冷
- 倦怠
- 呼吸困難
- 手腳麻痺

若沒有什麼煩惱，沒來由的腰痛可能被治癒

血液循環惡化會誘發疼痛

許多人都曾經有過腰痛的經驗。大家是否有過沒拿什麼重物，也沒讓腰部受到什麼壓力，卻覺得腰痛的經歷呢？比方說，得了去醫院也檢查不出原因的慢性腰痛，這種腰痛就很有可能是自律神經引起的。

若是一直覺得煩躁、緊張，一直在承受著壓力，交感神經就會處於亢奮狀態，血管會因此收縮，血液循環也會變差。照常理來說，傍晚到晚上應該是放鬆的時段，副交感神經也會在這時候變得活躍，但如果一直很緊張，交感神經持續緊繃，血管就會一直收縮，長期下來，血液循環就會變慢，最後就變成某種疼痛了。除了腰痛之外，有些人則會出現頭痛、肩膀僵硬、全身倦怠以及其他不適症狀。

如果**總覺得身體會莫名疼痛，請回想一下，是不是承受了太多壓力，或是心裡有太多煩惱，如果是，建議先休息一下，放鬆心情**。睡覺前可稍微做點伸展操，也可以好好泡個澡，讓生活變得規律，保持充足的睡眠也很重要。如果只是暫時性的自律神經失調，上述這些方法應該都能改善。當自律神經恢復正常，血液循環就會變好，大腦機能也會提升，自然就能冷靜地判斷事情，也能樂觀地看待壓力與煩惱。

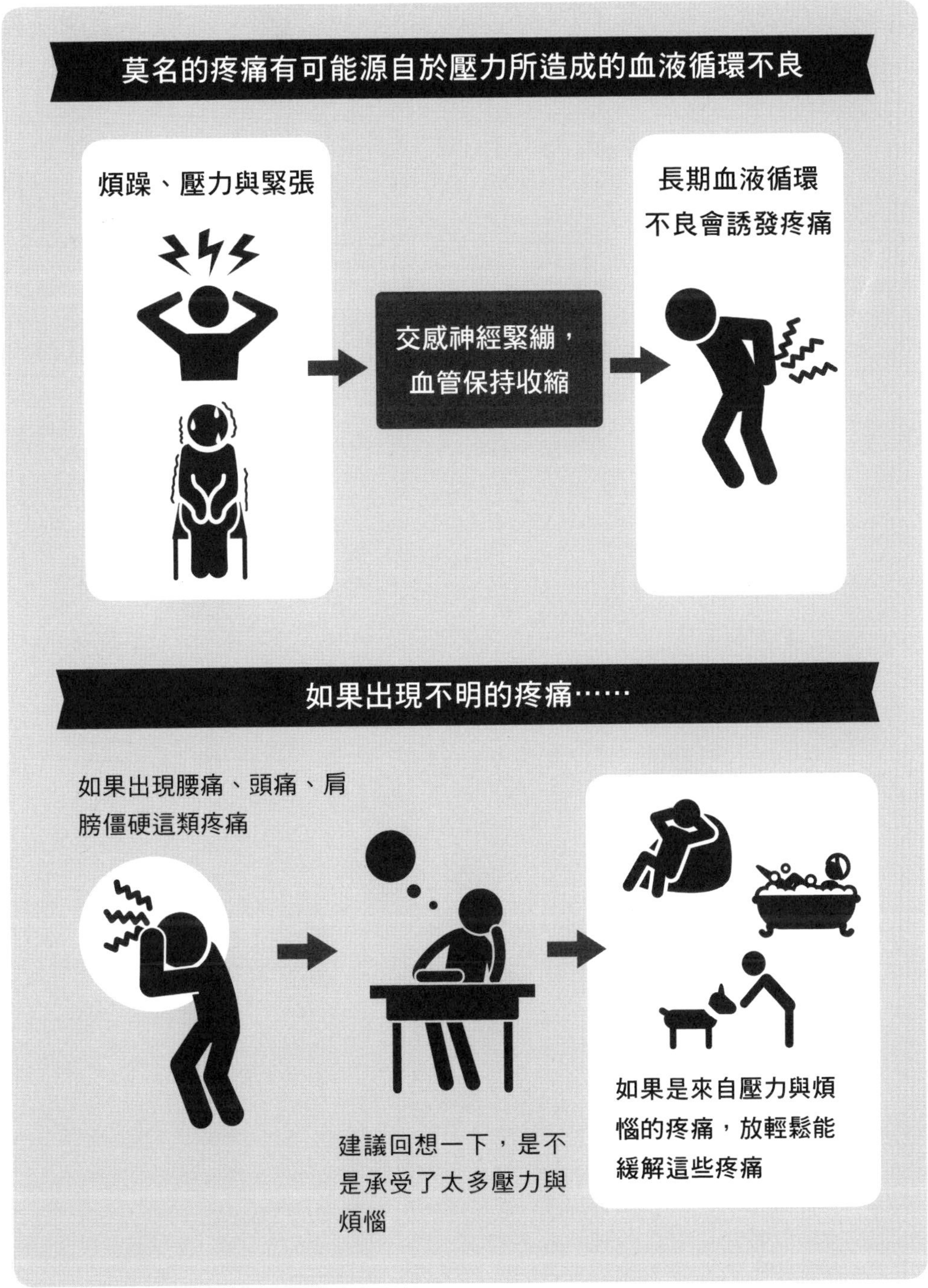
莫名的疼痛有可能源自於壓力所造成的血液循環不良
煩躁、壓力與緊張
交感神經緊繃，
血管保持收縮
長期血液循環
不良會誘發疼痛
如果出現不明的疼痛……
如果出現腰痛、頭痛、肩
膀僵硬這類疼痛
建議回想一下，是不
是承受了太多壓力與
煩惱
如果是來自壓力與煩
惱的疼痛，放輕鬆能
緩解這些疼痛

「自律神經失調」與「憂鬱症」的明顯差異

自律神經失調就是身體不適

若因**頭昏眼花、倦怠、肩膀僵硬、腰痛、頭痛、心悸而去診所求醫，大概會得到「自律神經失調症」這個病名**，不過這並不是正式的病名，而是指因為自律神經失調而產生的「症狀」，所以通常會在身體沒有任何異常，卻有這些症狀的時候使用。

女性在生產後，很容易出現荷爾蒙失調的現象，此時也常導致自律神經失調。有時候會因某些狀況或家裡的事情而無法求醫，但如果身體在生產之後覺得不舒服，建議盡快向專科醫生尋求協助，身心也會輕鬆不少。

自律神經門診可快速診斷是否為自律神經失調症。有許多患者在知道自己的身體沒有異常後，心情會整個放鬆，這些症狀也不藥而癒，**另一方面，憂鬱症則是腦內神經傳導物質分泌異常所引起的「疾病」，是精神處於明顯衰弱殆盡的狀態**。壓力、過勞會讓自律神經失調，進而誘發許多類似症狀，但即使症狀相同，病因卻可能五花八門，所以不能一概而論。

憂鬱症並不罕見，如果覺得意志消沉，身體有如被千斤重擔壓著，或是覺得活得很痛苦，最好立刻前往心理診所尋求治療。

自律神經失調症是身體不適，憂鬱症則是心理疾病

自律神經失調

身心都沒有生病

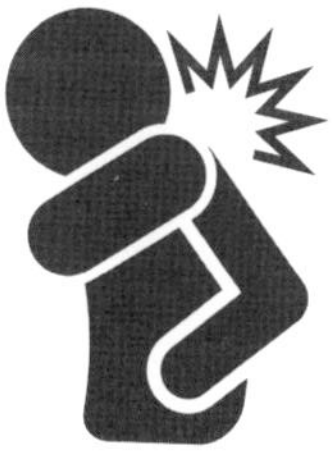

生理主要症狀

- 頭昏眼花
- 失眠
- 心悸
- 頭痛
- 倦怠
- 腰痛
- 手腳冰冷

憂鬱症

心生了病

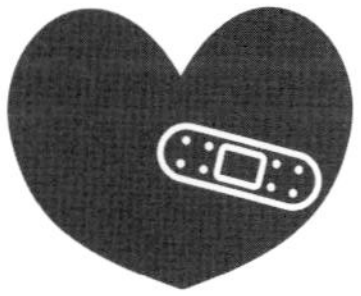

生理主要症狀

- 對什麼都興趣缺缺
- 常感到不安與絕望
- 常常自責
- 想自殺
- 也很容易出現左側的自律神經失調症狀

女性產後壓力或荷爾蒙失調也很容易導致自律神經紊亂

產後生活環境驟變，或是因為育兒而過勞、睡眠不足，承受了巨大的壓力，加上產後荷爾蒙失調，都有可能導致產婦自律神經失調。

這些煩惱有可能是導火線

- 沒有奶水
- 很在意婆婆
- 老公不懂帶孩子有多辛苦

↓

不要一個人煩惱，找身邊的人談一談吧

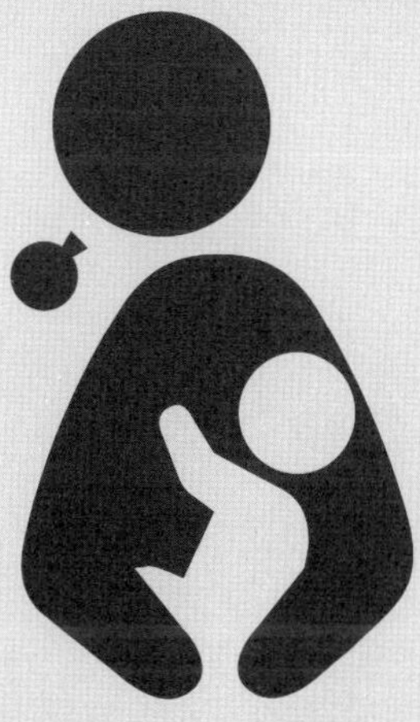

自律神經開始失調的年齡

男性自三十多歲，女性自四十多歲開始失調

自律神經失調的原因不只是壓力與不規律的生活習慣，**年齡也會影響自律神經的正常運作**。十幾二十歲的時候，副交感神經比較活躍，所以稍微操勞一點或是熬夜，只要睡個一晚，就能消除疲勞，但就我們診所的資料顯示，男性自三十多歲起，副交感神經便會突然失去活力，交感神經則一路占據優勢，前面也提過，在這種狀態下，血液循環會變糟，全身的機能也會衰退。**大部分的男性在過了三十五歲之後，神經與肌肉會無法攝取足夠的營養，體力與肌耐力也會明顯衰退**。這也是為什麼大部分的男性運動選手也都在這個年紀退休。副交感神經的衰退會對身體機能造成影響一事，已得到了醫學上的證實。**女性則是會在四十多歲之後，身心開始出現各種不適的症狀**。一般認為，泡完澡頭昏、眼花、心悸、煩躁……等這些更年期特有的症狀，都是因為荷爾蒙在這個年紀失調的緣故。

集中力、判斷力下滑，再怎麼休息也無法消除疲勞，都屬於上了年紀變得明顯的症狀，而這些症狀與自律神經息息相關。隨著年紀變大，自律神經一定會逐漸失調，所以最好未雨綢繆，早思對策。

男性自30多歲開始，女性自40多歲開始，自律神經功能下滑

男性自30多歲開始　　女性自40多歲開始

目前已知的是，隨著年紀增長，交感神經不會明顯衰退，反倒是副交感神經的機能會急速下滑，而且男女出現這類症狀的年紀也不一樣，男性約莫是從30多歲之後出現，女性則是從40多歲開始。雖然每個人的情況不見得相同，但大多都是從這個年紀開始出現血液循環變差、肌肉和大腦變得遲鈍等現象，也很容易變得疲勞。

年輕的時候，副交感神經十分活潑

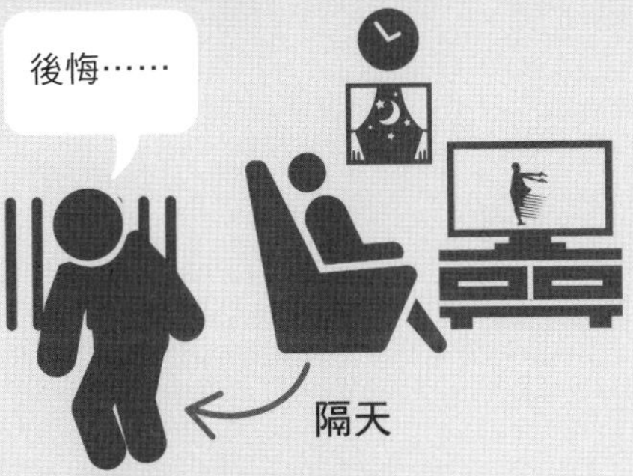

男性自30多歲開始
女性自40多歲開始

男女到了這個年紀之後，副交感神經會急速衰退，此時若像年輕的時候一樣熬夜，隔天就會一整天都覺得很疲勞。

10多歲～20多歲

年輕人之所以能如此快恢復，全因副交感神經十分活躍，就算自律神經稍微失調，副交感神經也會立刻予以恢復。

看起來比實際年齡更老的理由

自律神經協調就能返老還童？

你覺得自己比過去更容易疲勞；或是生活習慣沒變，但皮膚卻變得很糟；以及明明以前不在意的事，現在卻動不動就覺得煩躁嗎？有些人覺得這些症狀都是因為「變老」才出現的，但有些人明明年紀相仿，看起來卻很年輕，過得健康又有活力。

兩者最大的差異在於自律神經。自律神經若是協調，胃腸就能順利地吸收營養，血液的品質也會跟著上升，肌膚與頭髮便能保持光澤，沒來得及吸收的營養也不會囤積成脂肪。換言之，**自律神經協調的人不管是外表還是體質，都會比實際年齡來得年輕。**

根據我們診所的資料顯示，男性自三十多歲後，自律神經的活躍度每十年會減少百分之十五。年輕時，就算自律神經因為稍微操勞一點而失調，副交感神經也能立刻讓自律神經恢復正常，所以當我們越來越老，就有必要努力讓自律神經保持協調。具體來說，就是讓衰退的副交感神經提升活力，如此一來，就能預防免疫力下滑所產生的併發症，還能有效延緩老化。

自律神經若是協調，就能看起來比實際年齡年輕

自律神經若是協調，優質的血液就能流往身體的每個角落，身體也能保持健康，外表看起來就會年輕許多，也能保有活力。

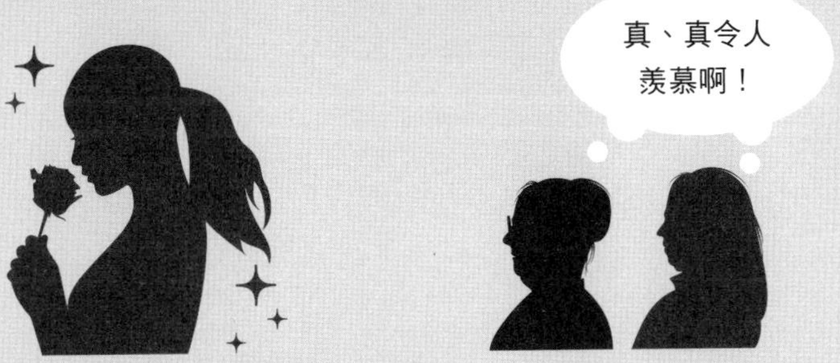

覺得自己有點胖或是身體不太舒服的人，不妨試著調整自律神經的狀況。讓我們一起度過活力滿滿的中年生活吧。

自律神經協調就重返青春的理由

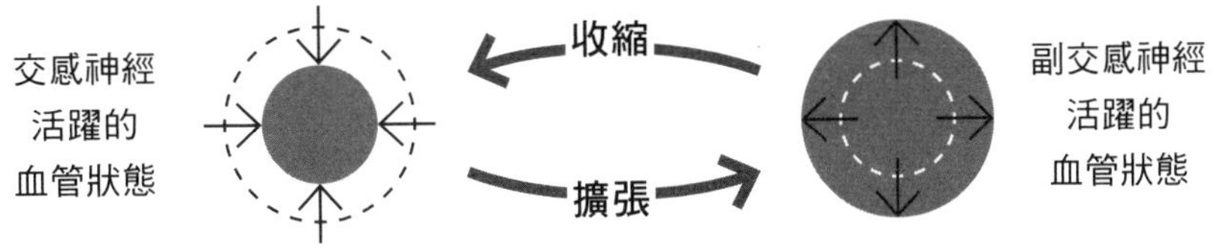

交感神經與副交感神經各司其職時，血液循環就很順暢

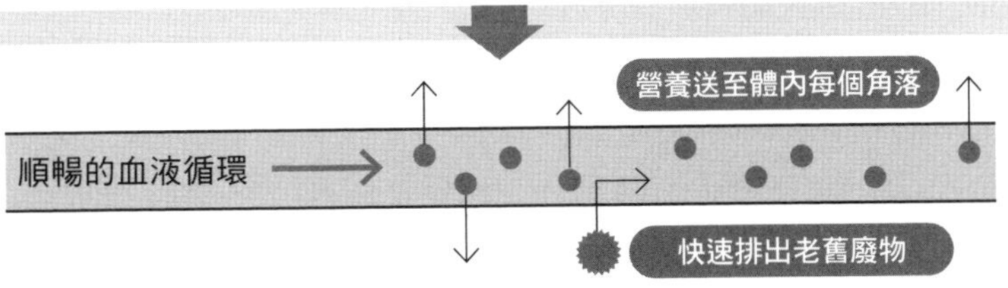

當交感神經活躍時，血管會跟著收縮；當副交感神經活躍時，血管則會擴張。當兩者各司其職，血管不斷地收縮與擴張，血液就能流往全身每個角落，營養也能順利送達體內，生理與心理也能常保青春。

調整自律神經的最強方法

調整自律神經的三個基本方法

本章開頭曾提到「**自律神經無法隨心所欲地控制**」。不過，**雖然我們無法直接控制自律神經，卻能調整自律神經的平衡**。

首先要請大家檢視的是生活習慣。規律的生活作息可讓自律神經變得協調。睡眠不足、熬夜會讓交感神經變得活躍，所以絕對禁止。此外，飲食生活不正常也要多加注意。用餐時間不規律、營養不均衡，都會導致自律神經失調。

運動也有助於促進自律神經協調。當交感神經因為緊張、憤怒而高張，不妨試著做做伸展操或是運動一下，讓血液循環變好，也能有效改善肩膀僵硬的問題。若是覺得意志消沉，不妨鬆鬆背肌，用力甩甩手以及快步走一走，提升交感神經的活性，心情就會變得樂觀一點。

心理建設也相對重要。承受太多壓力固然不好，但毫無壓力也會造成自律神經失調。不妨試著與適度的壓力相處，將壓力轉換為助力，也可以讓自律神經穩定下來。

良好的生活習慣、適當的運動、保持心理健全，都是保持健康的基本元素，重新檢視與調整這三大部分，也是讓自律神經保持協調的不二法門。

有效調整自律神經的3種方法

心臟跳動、促進血液循環都是由自律神經負責，我們無法用大腦控制這些部分，但還是有辦法間接預防自律神經失調。
預防自律神經失調的方法有3種，分別是正確的生活習慣、適度的運動與心理健康。

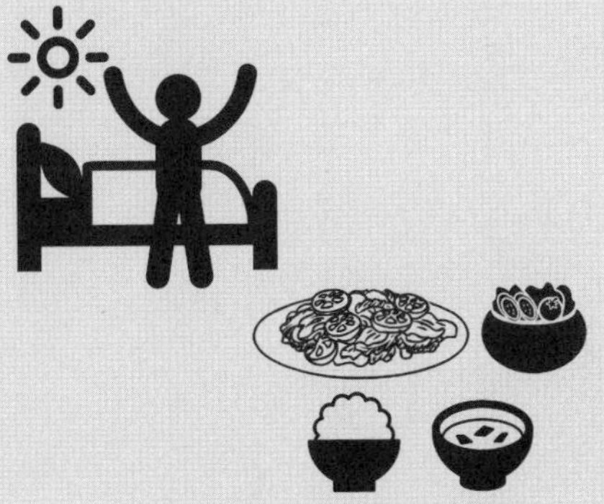

❶正確的生活習慣

維持規律的生活習慣與營養均衡的飲食，能讓自律神經慢慢恢復協調。第一步先從早起、吃早餐開始，也禁止自己熬夜、喝太酒與吸菸。（參考第2、3章）

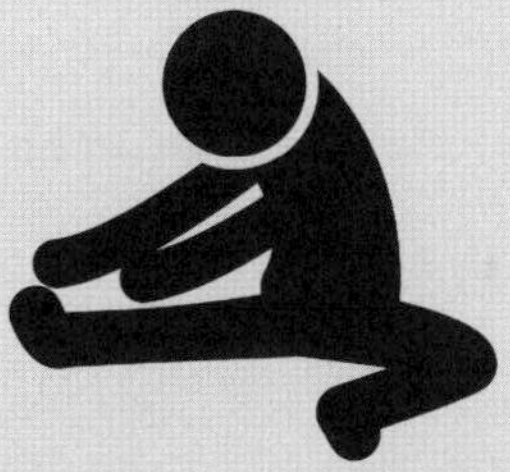

❷適度的運動

一邊深呼吸，一邊做些像散步、伸展操的運動，也能有效調整自律神經。要注意的是，慢跑這類運動反而會讓交感神經變得活躍。（參考P116）

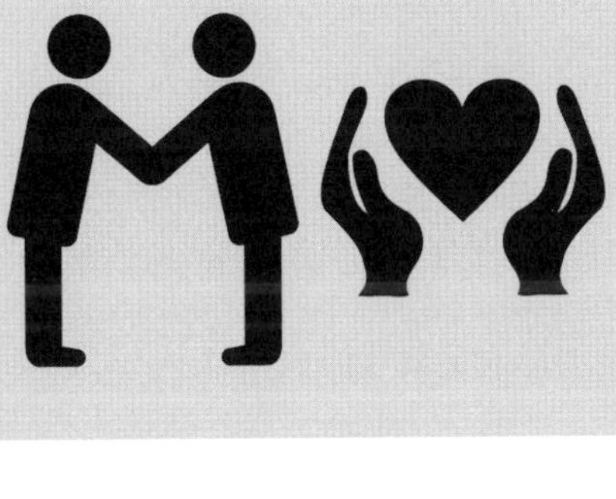

❸心理健康

交感神經會在承受巨大壓力的情況下變得相當亢奮，自律神經也會因此失調。不過生活就是有壓力，我們只能試著與壓力相處。（參考第4章）

你是哪一種類型？自律神經的四種類型

維持「1：1」的平衡最為理想

每個人的交感神經與副交感神經都有不同的平衡，而且不一定會有哪邊比較活躍，有些人兩邊都很活躍，有些人則是兩邊都很平靜。具體來說，可分成下列四種類型。

①**交感神經與副交感神經都很旺盛**：在這種狀態下，交感神經會讓我們保有高度的集中力與適度的緊張感，副交感神經則讓我們保有冷靜與放鬆的感覺，這可說是身心相當均衡的絕佳狀態。

②**交感神經活絡、副交感神經不振**：長期承受壓力的人通常屬於這種類型。交感神經過於活絡時，會讓人覺得緊張與興奮，但此時負責踩煞車的副交感神經卻很低迷，所以會同時覺得焦慮與煩躁。在這種狀態下，血液循環通常不太好，健康也會因此受到影響。

③**交感神經低迷、副交感神經活絡**：這種狀態就像在開車時鬆開油門，此時會變得意志消沉與注意力不集中。由於煞車踩得太緊，所以一不小心就會變得很想睡、很疲倦或是很抑鬱。

④**交感神經與副交感神經都很低迷**：這是自律神經無法正常運作的狀態，會讓我們失去活動能力。

交感神經與副交感神經若能像①的類型，保持「1：1」的平衡是最為理想的。若是②或③的類型，而且兩邊的差距超過「1：1.5」的比例，身心就會出現一些不適症狀。

自律神經分成4種類型

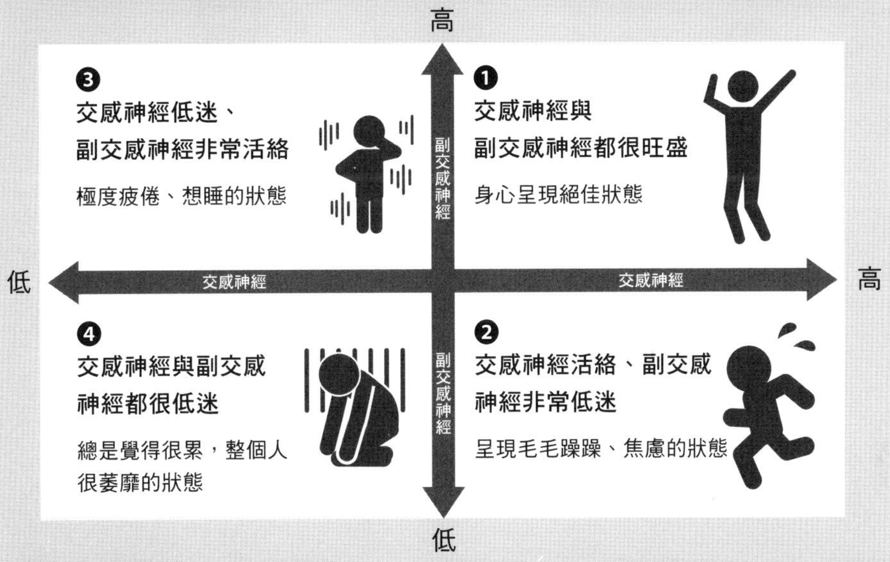

交感神經或副交感神經若是有一邊非常低迷，就有可能出現併發症

❷這種交感神經活絡、副交感神經極度低迷的類型，是現代人最常見的情形，因為我們總是承受著很大的壓力。這會讓我們總是很煩躁，血液循環變差、免疫力下滑，所以也很容易被傳染或是生病。

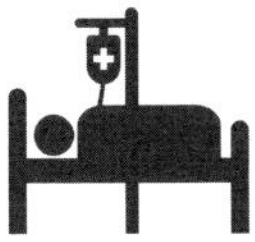

❸這種交感神經低迷、副交感神經活絡的類型，會很容易出現過敏症狀，也有可能會罹患憂鬱症。

❹這種交感神經與副交感神經都很低迷的類型，會讓人提不起勁，氣勢全消，陷入萎靡的狀態。

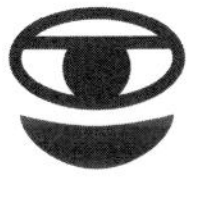

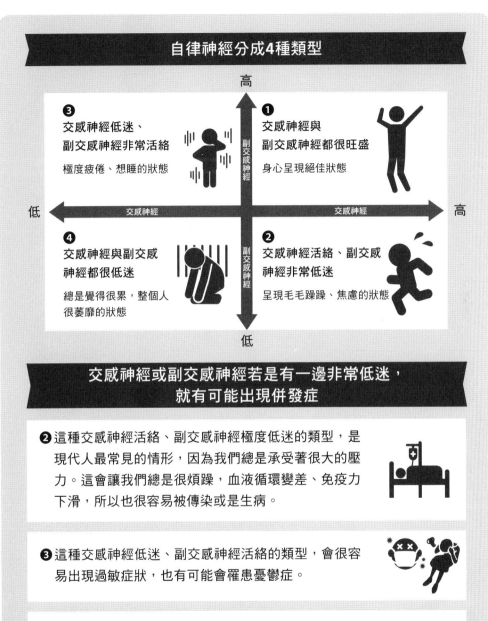

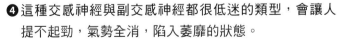

試著自行檢查自律神經的狀態

自己的自律神經狀態沒問題嗎？

許多現代人覺得自己「早上爬不起來」、「莫名其妙就覺得累、覺得煩」、「很容易感冒，卻很難好」、「覺得沒有幹勁」，但是去醫院接受診療，卻都找不到病因。其實這些症狀大多源自於自律神經失調。自律神經是身體非常重要的一部分，一旦失調，就會對身心造成深刻的影響。

因自律神經失調而出現的症狀因人而異，但每個人都能自行檢測自律神經是否失調。

左側的檢查表列出了十六項自律神經失調的常見症狀，若是發現自己符合其中的項目，就在旁邊打個勾。**假設出現了其中一項症狀，而且是慢性的，自律神經就很有可能已經失調了。**這種慢性自律神經失調就稱為「自律神經失調症」。

第56頁介紹了以智慧型手機相機功能自行檢測自律神經的手機應用程式，想進一步檢視自律神經的人可以下載。

\ 可自行檢測 /

自律神經自行檢查表

在下列16個項目中，您符合哪一項呢？

- ☐ 一下子就覺得累
- ☐ 沒有幹勁
- ☐ 常感冒
- ☐ 水腫
- ☐ 頭痛
- ☐ 總是覺得不安
- ☐ 容易精神渙散
- ☐ 沒來由地煩躁
- ☐ 手腳冰冷
- ☐ 肩膀僵硬
- ☐ 容易感到緊張與壓力
- ☐ 腰痛
- ☐ 睡再久也無法消除疲勞
- ☐ 思考力、決策力下滑
- ☐ 肚子很常不舒服，有便祕或下痢這類症狀
- ☐ 皮膚粗糙、頭髮乾燥

只要符合其中一項，自律神經就很有可能已經失調了。
打勾的項目越多，也代表自律神經失調的程度越高。

column

當同樣的疼痛不斷出現時

每個人應該都有過不需要特別去醫院治療的疼痛或咳嗽，過了兩三天就自動痊癒的經驗吧？不過，要是這類小病痛持續了好幾天，就應該去醫院接受檢查，因為有時小痛會變大痛，還有可能演變成重病。是否該去醫院接受診療的標準為「2週」，如果疼痛超過2週，就應該走一趟醫院。因自律神經失調而造成的疼痛不會持續2週以上。

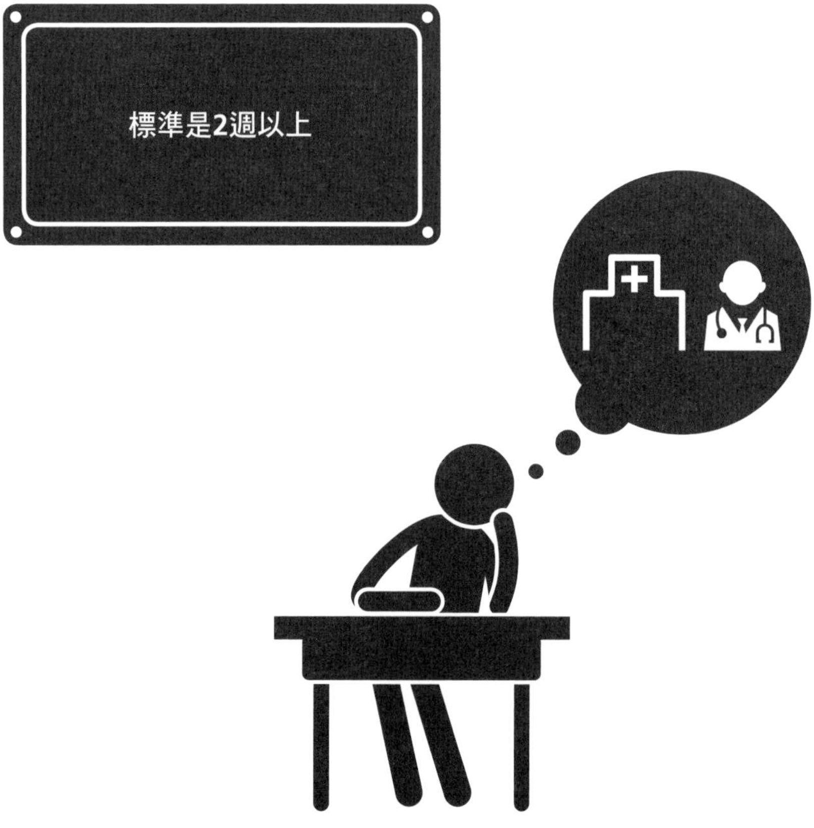

第2章

調整自律神經的生活習慣

搜尋「疾病」會創造新的「疾病」

何謂造成「疾病」的「網路疑病症」

每個人應該都曾因為覺得身體不舒服，而上網搜尋相關症狀，但是否有過一開始只是隨便查查，結果一讀到這些症狀有可能與重大疾病有關時，就變得很不安的經驗？

比方說，覺得腰部不適，以「腰部不適」搜尋之後，發現跟某些「癌症」的症狀一致，整個人就變得很不安，滿腦子懷疑自己罹患癌症。這種因為**網路或電視那些氾濫的資訊而出現心病的情況，叫作「網路疑病症」**。嚴重時，會一直以為自己生病，甚至身體真的會出現一些莫名的疼痛。

來醫院看病的患者之中，大概只有一成的人是真的生病，其餘九成都只是身體不太舒服而已。如果在搜尋疾病之後，一直覺得自己生病了，最好早點去醫院就診，一來要是真的生病的話，還能即早治療，若沒有生病的話，心情也能輕鬆一點。

要不要去醫院求診的標準，為身體持續不舒服超過兩週以上。如果只是暫時不舒服，睡得好一點，泡泡澡、做做伸展，試試本書介紹的自律神經調整法，症狀應該就會有所改善。

若覺得身體不舒服，不要在網路上搜尋

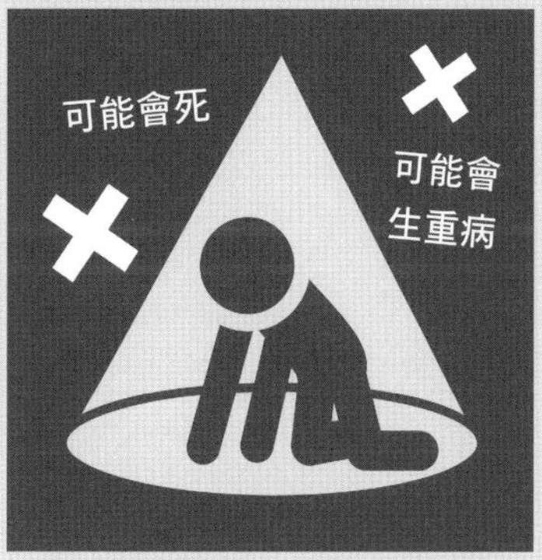
可能會死
可能會生重病

網路上查到的資訊，有很多不需要知道的病名。

一旦懷疑自己生病，就會越來越不安，也會不斷地搜尋相關資料。

判斷身體是否不適的標準為2週內

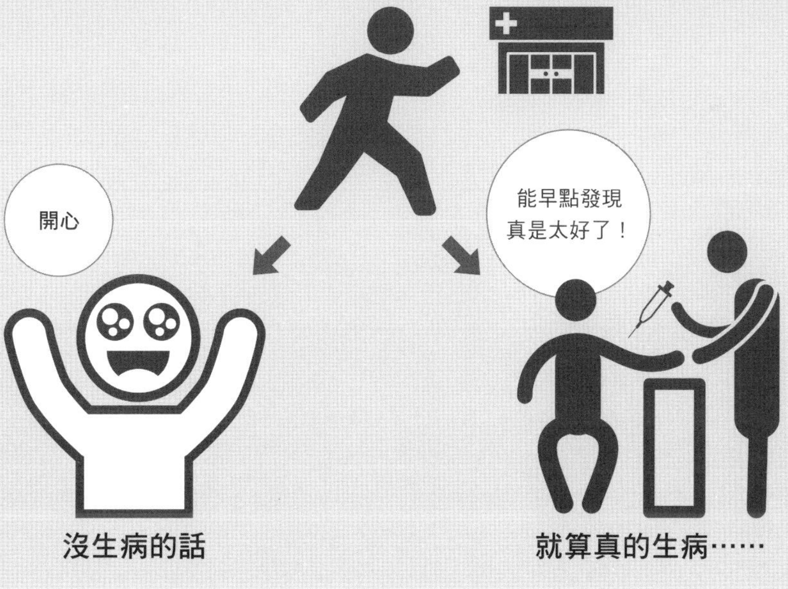
開心
能早點發現真是太好了！

沒生病的話

就算真的生病……

自律神經每個時段的規律都不一樣

透過規律的生活調整生理時鐘

到了早上會醒來，到了晚上會想睡的生理規律，是由我們體內的「生理時鐘」所管理的，生理時鐘與自律神經的規律也息息相關。**白天的時候，交感神經比較活躍，到了晚上，副交感神經則變得比較旺盛，這是自律神經的規律**。當自律神經的規律與生理時鐘環環相扣，就能在白天需要活動的時候踩油門，以及在晚上需要休息的時候踩煞車。

可是當我們熬夜、賴床或是三餐不定時，長期過著不規律的生活，自律神經的規律也會跟著紊亂，交感神經與副交感神經就無法順利地切換，如此一來，就會出現早上爬不起來，晚上睡不著覺的不適症狀。**其實人體的生理周期為一天二十五小時，與地球自轉周期的一天二十四小時沒有明顯的誤差，我們的身體也總是一邊修正這個誤差，一邊維持固定的周期，只是當我們長期過著不規律的生活，自律神經就會陷入越來越紊亂的惡性循環**。

為了在交感神經活躍的早上清醒，以及在副交感神經活躍的深夜沉睡，調整生活作息，讓自律神經得以規律地運作，可說是最基本的方法。

理想的自律神經規律與紊亂的自律神經規律

理想的自律神經規律

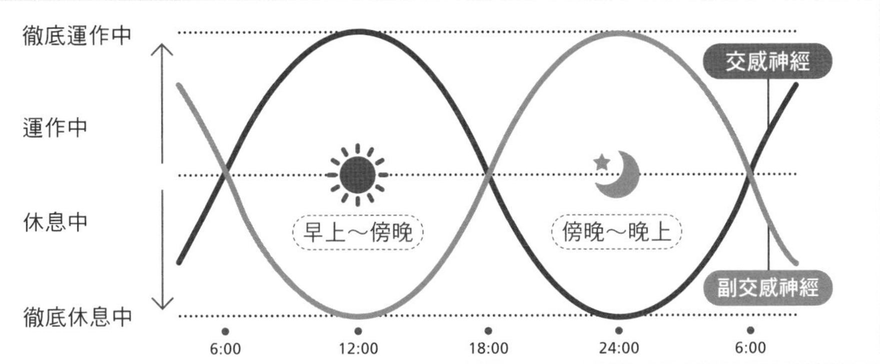

最理想的自律神經規律，就是白天的時候交感神經全速運作，晚上的時候則是副交感神經變得活躍的狀態。重點在於「徹底運作中」這個部分，若無法徹底運作，自律神經就會變得紊亂。

紊亂的自律神經規律

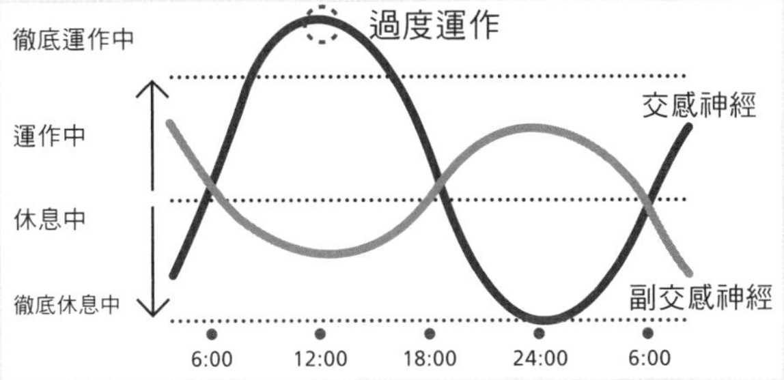

失衡型

交感神經在白天的時候過度運作，會導致自律神經失調，副交感神經過度運作也會發生同樣的情況。

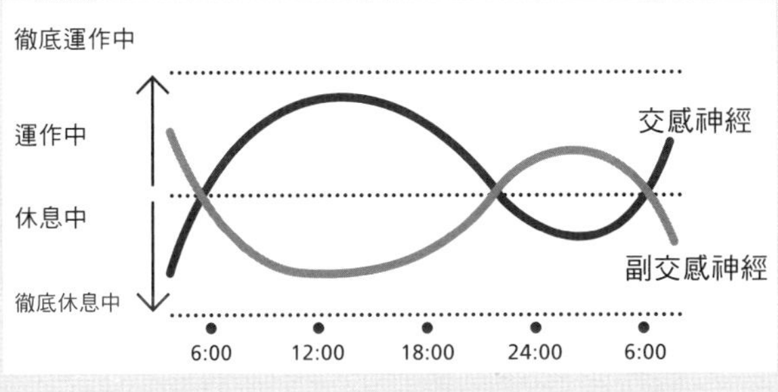

失能型

最近很常出現這類自律神經活性不足的類型，會出現無精打采、沒有鬥志的症狀。

最能調節自律神經的早晨生活

重點在於放慢步調

要讓自律神經一整天都很穩定，如何度過早晨可說是非常重要。在深夜變得活躍的副交感神經會隨著天亮慢慢變得安靜，再交棒給交感神經。可是，若早晨過得很忙碌、很慌張，副交感神經就會突然變得太安靜，自律神經也會因此失調，我們也會一整天都覺得很緊張與興奮。為了避免這種情況發生，早晨生活有幾個需要注意的事項。

第一點就是**提早三十分鐘起床**，避免自己太過慌張。**早點起床能更從容地做完所有事，自律神經就比較不會失調**，還能避免自己忘記帶東西或是遲到。

第二點是醒來之後不要立刻起床，先在床上做簡單的伸展操，促進血液循環，讓全身慢慢地醒過來。

起床後，記得拉開窗簾，沐浴在早晨的陽光裡。陽光是能讓副交感神經切換成交感神經的開關。

最後一點就是一定要吃早餐。**吃了早餐，腸道就會動起來，而腸道蠕動與副交感神經直接相關，能讓自律神經安定下來**。早點就寢，睡飽一點也很重要。讓我們一起調整自律神經，讓一天順利地啟動吧。

理想的早晨生活

時間快來不及才急急忙忙地起床，會讓副交感神經突然變得很安靜，也會因此一整天都處於興奮與緊張的狀態，讓一天都過得很糟糕。建議大家比平常早30分鐘起床，讓每天都過得更加從容吧。

❶比平常早30分鐘起床
➡這30分鐘會讓心情變得更加從容。

❷醒過來之後，在棉被裡伸展一下
➡讓自律神經從睡眠模式切換成起床模式。

❸曬曬陽光
➡陽光最能幫助我們重設生理時鐘，調節自律神經。

❹喝一杯水
➡細節將在P42介紹。

❺慢慢地吃早餐
➡細節將在P42介紹。

*①～⑤以及其他的行動都要放慢節奏。

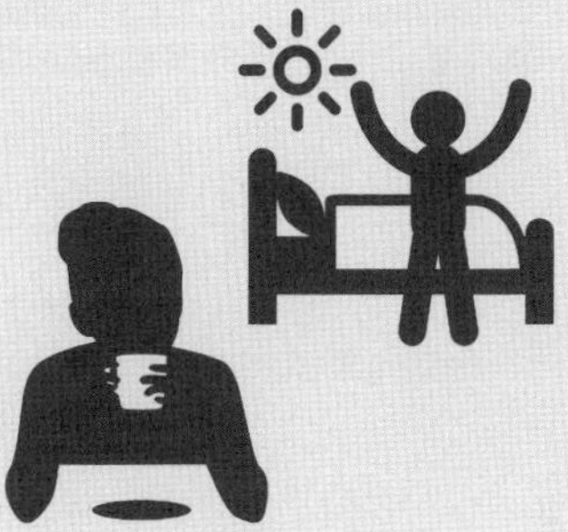

尤其③與④是
最能重設生理時鐘，
調整自律神經的方法！！

早晨生活的優劣會產生下列的差異

早晨的步調慢一點的話……

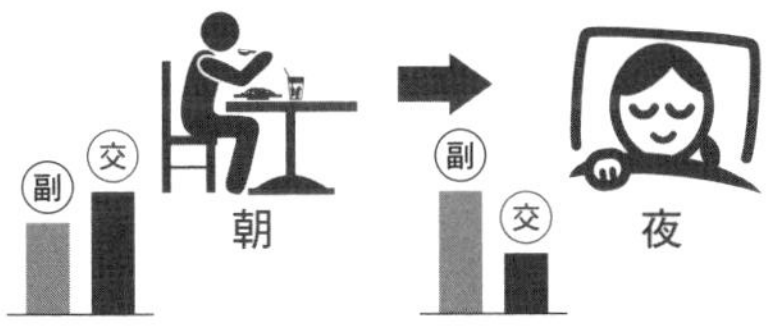

若是早晨的步調慢一點，自律神經就會比較穩定，交感神經也會在白天正常運作，一整天都將活力滿滿。到了晚上之後，副交感神經會變得活躍，我們也能一覺到天亮。

早晨的步調太匆忙的話……

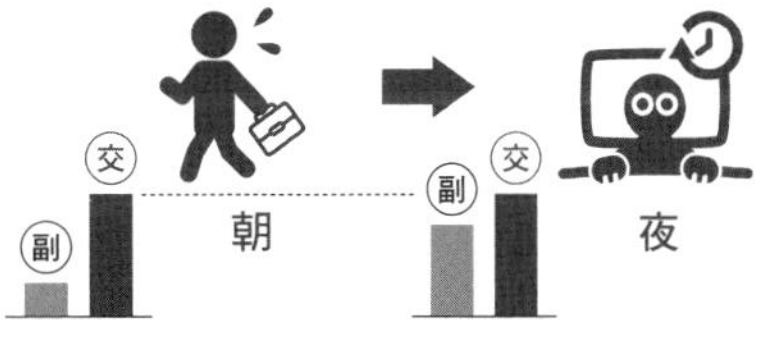

要是早晨太過慌張，交感神經會變得太活躍，副交感神經則會突然變得太安靜。此時呼吸會變得急促，一整天都會變得煩躁不安，到了晚上也很難入眠。

早上起床後喝一杯水

早上的一杯水能調節自律神經

早上起床後，有一件希望大家務必實踐的習慣，那就是先喝一杯水。

我們的身體約有六成是水，生命之源的水也對自律神經有很大的影響。當我們陷入緊張、慌亂的情緒時，喝杯水往往可讓我們恢復冷靜，**這是因為水會刺激腸道，提升副交感神經的活性，讓自律神經變得穩定，還能調節生理時鐘**。

早上喝一杯水有很多好處。當我們睡著時，腸胃也會跟著休息，所以在早上喝一杯水，可以打開腸胃的開關，讓腸胃準備接受食物，也能促進腸道蠕動，改善便祕。假設身體長期缺水，血管就會因此受傷，血液也會變得黏稠。**若是早上不補充睡覺時少攝取的水分，身體就會呈現脫水狀態**。

補充水分前，記得先稍微漱一下口，把晚上睡覺時，在口腔繁殖的細菌漱掉，之後再喝一杯不會刺激腸胃的常溫水。除了一早起床要先喝一杯水之外，一整天最好也要補充一到兩公升的水。

喝水可提升副交感神經的活性

大家是否有過明明很煩躁或不安，喝杯水就恢復冷靜的經驗？「喝水」這個行為有調節自律神經的效果。有資料指出，越常補充水分的人，越能讓副交感神經保持活性。

喝水➡適度刺激腸胃的神經➡副交感神經的活性提升➡自律神經變得穩定

想像力也很重要

想像這杯水會讓腸胃變得活躍，清澈的血液也會流往身體每個角落♡

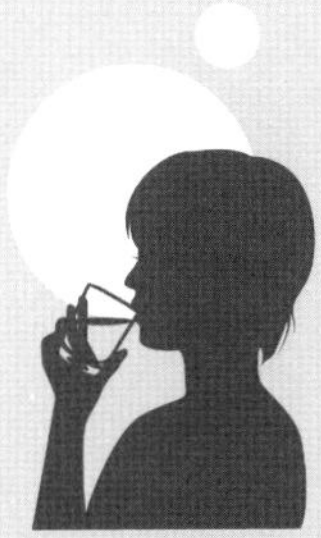

記得養成外出帶水壺，一天補充1～2公升水分的習慣。

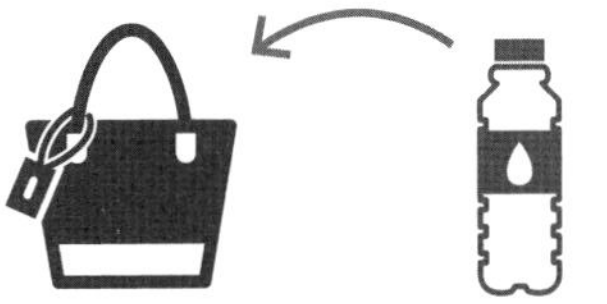

早上喝杯水，是一整天最重要的事

起床後，曬曬陽光、喝杯水，能讓休息了一整晚的腸胃緩緩甦醒，也能啟動自律神經的開關，上廁所也會變得通暢無比。

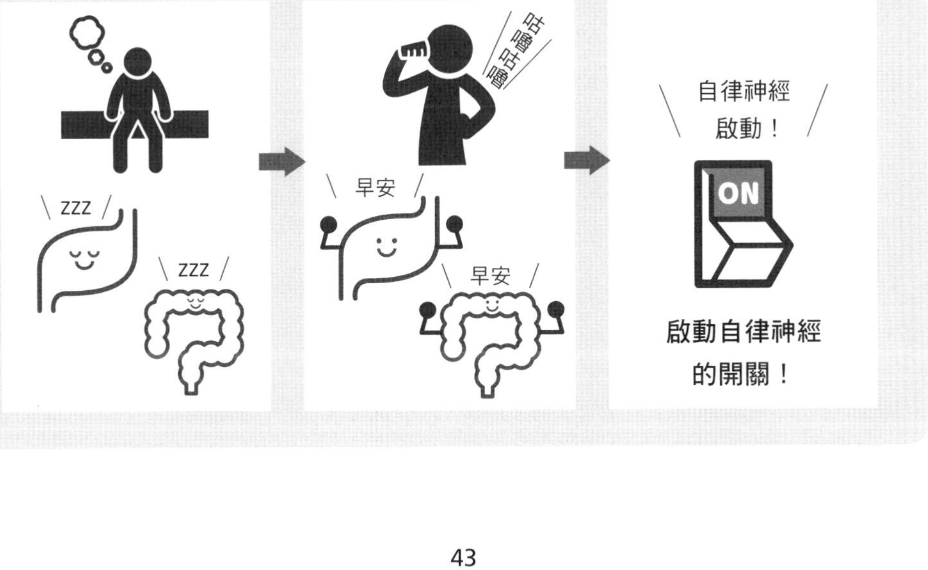

吸菸會對自律神經造成不良影響？

會導致血液循環變差以及尼古丁上癮

很多癮君子聲稱「煩躁的時候抽根菸，會比較不那麼煩」、「抽菸能順便深呼吸與變得冷靜」，甚至覺得抽菸能紓緩壓力，但真的是這樣嗎？答案當然是「不」。

香菸裡的尼古丁會過度刺激交感神經，心跳會因此加速，血壓也會跟著上升，血管也會收縮。這些都會讓血液循環變慢，血液也因此變得濃稠，導致內臟功能衰退，引發所謂的慢性病（生活習慣病）。而交感神經過度旺盛，當然會讓自律神經失調。

首先要問的是，為什麼吸菸能撫平煩躁的情緒呢？其實這跟尼古丁上癮症有關。長期吸菸，大腦會對尼古丁上癮。若停止攝取尼古丁，大腦就會對尼古丁產生渴望，心情也會變得不安與煩躁。此時若來根菸，讓大腦得到滿足，就會有種壓力得到釋放的錯覺。換言之，**不是香菸解除了壓力，而是一開始就因為缺乏尼古丁而感到壓力。抽菸絕對無法解決日常生活帶來的壓力。**

目前已知的是，抽菸與肺癌和其他癌症有因果關係，可說是百害而無一利。就算只是偶爾抽菸，還是有可能會上癮，所以建議大家務必戒菸。

香菸會從各方向擾亂自律神經的規律

不抽菸的時候

好想趕快
來根菸啊

心情
好煩躁啊！

對「尼古丁」上癮之後，只要體內「缺乏尼古丁」，就會很想攝取，心情會變得煩躁焦慮，也會出現專注力渙散的情況。

周而復始
（尼古丁中毒）

抽菸的時候

變得不想睡！

容易專心！

攝取「尼古丁」之後，大腦釋放多巴胺，心情也不再煩躁，腦筋也變得很清楚，但這不過是暫時解癮而已，絕不是長久之計。

自律神經會因為尼古丁或其他化學物質而失調。

戒菸也會造成壓力

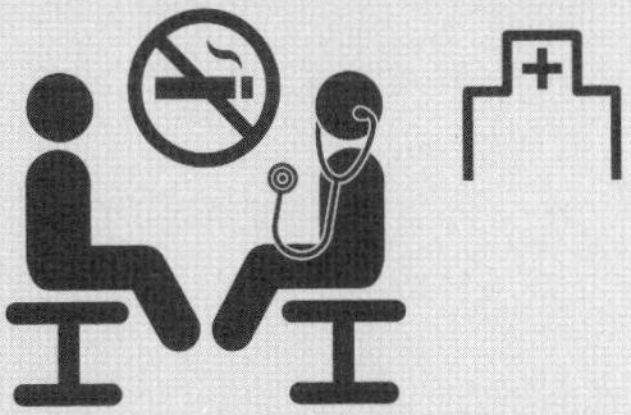

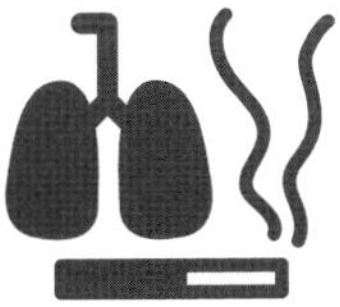

抽菸會讓罹患肺癌
或其他癌症的風險上升。

一般來說，戒菸需要一個月以上的時間，過於心急只會造成壓力，讓自律神經失調。

如果想戒菸，可試著去戒菸門診，或選擇其他比較沒有壓力的戒菸方法。

熟睡的最佳循環

利用夜晚的生活習慣調整睡眠品質

要調節自律神經，就必須提升睡眠品質，也就是要讓副交感神經變得活躍與「放鬆地睡著」。如果每晚都熬夜或是一直睡得很淺，就會陷入交感神經活躍的「緊張型睡眠」，如此一來，睡得再久也沒辦法睡飽，身心也無法消除疲勞。如果能放鬆地睡著，前一天的疲勞就會完全消除，早上也能精神飽滿地起床。要想**放鬆地睡著，建議讓就寢之前的生活習慣形成一種循環**。

首先要建議的是，晚餐最好在晚上八點之前結束。如果一吃飽就睡覺，內臟會來不及休息，睡覺也會睡得很淺。

洗澡時，泡在三十九到四十度的熱水裡十五分鐘，能讓副交感神經變得活躍，進而提升睡眠品質，不過洗澡水不能太熱，也不要只是淋浴。

吃完晚餐與洗完澡之後，盡可能不要刺激交感神經。睡覺前喝酒會讓睡眠變淺，所以要喝酒的話，可早一點喝，也記得點到為止就好。就寢之前的三十分鐘就不要再滑智慧型手機了。在身心放鬆的情況下就寢，就不會再出現「睡不著」的情況。每天在固定的時間就寢與起床，就能提升睡眠品質，調節自律神經。

睡眠分成「緊張型睡眠」與「放鬆型睡眠」

「放鬆型睡眠」可在短時間內睡飽，「緊張型睡眠」則是睡再久也睡不飽，兩者在睡覺過程中，會出現下列的差異。

緊張型睡眠

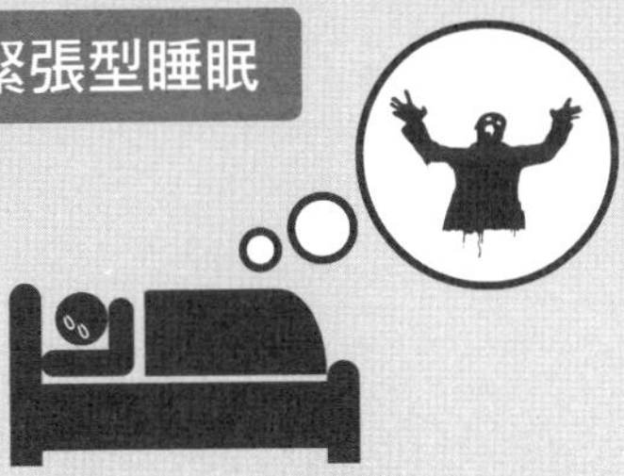

- 即使在睡覺，身體還是很緊張，心理還是很亢奮。
- 即使在睡覺，大腦與內臟也都還在旺盛運作。

放鬆型睡眠

- 身心都放鬆地睡覺。
- 大腦與內臟的運作被抑制。

就寢前的某些行為有可能會防礙睡眠

讓自律神經穩定的關鍵之一就是優質的睡眠，等於「放鬆型睡眠」，下列是有助於放鬆睡眠，以及容易陷入緊張型睡眠的行為。

提升副交感神經

促進「放鬆型睡眠」的行為

- 泡在39到40度的洗澡水裡15分鐘
- 就寢前，放慢動作
- 吃完晚餐之後，過3個小時再睡
- 晚上12點之前睡覺

交感神經變得活躍

容易陷入「緊張型睡眠」的行為

- 就寢前一直滑手機與看電視
- 不管是晚上還是白天都開著燈
- 吃飽立刻就寢
- 洗澡水超過40度
- 睡覺前喝酒

薰衣草的香氣能讓人熟睡

還有很多方法能讓人放鬆地睡著，提升睡眠品質。

香氣與運動能提升睡眠品質

第一種方法是運動。**運動本來就有調節自律神經的效果**（詳情後述），**也能合成「血清素」這種神經傳導物質，進而轉換成調整睡眠規律的荷爾蒙「褪黑激素」**。曬曬太陽與適度的運動都能促進大腦合成血清素，所以建議大家有空就稍微散步一下。

第二種方法是**排解不安的情緒**。我們當然不可能紓緩所有不安，但至少可以在前一天晚上先做好準備，避免隔天早上太過慌張。比方說可以先把要穿的衣服拿出來，要帶的東西擺在定位，光是這樣，就能大幅減少不安，也能睡得比較熟。

第三種方法**是利用「香氣」放鬆。在各種香氣之中，最能讓人放鬆的就是薰衣草的香氣**。吃完晚餐與洗完澡之後，可喝杯薰衣草茶，或是利用薰衣草精油進行芳香療法，透過香氣放鬆身心。就寢之前，先在手帕滴一滴薰衣草精油，再將手帕放在枕頭旁邊，也能有效放鬆身心。洋甘菊、快樂鼠尾草、檀香的香氣也都有放鬆身心的效果，大家可視個人喜好使用。讓我們一起利用香氣，打造一個讓人熟睡的環境吧。

進一步提升睡眠品質的3個祕訣

1　白天散步15～30分鐘

睡覺時，需要促進「褪黑激素」分泌，才能一覺到天亮。要促進「褪黑激素」分泌，就需要「血清素」這種神經傳導物質。適度的運動以及曬太陽，都能促進血清素分泌，所以不妨在早上散個步，或是在上班的時候，選擇多走點路，讓身體囤積多一點的「血清素」。

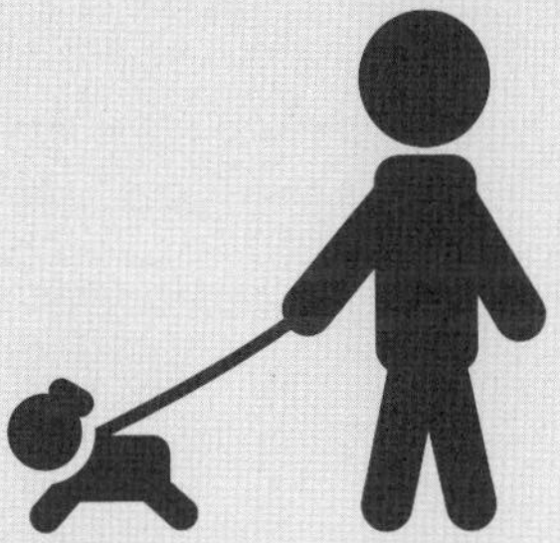

2　減少不安的因子

窩進被窩後，若腦子裡是還有很多揮之不去的煩惱，交感神經就會變得活躍，也容易失眠。事先排解這些煩惱會是上上之策。比方說，先挑好明天要穿的衣服，或是在明天一定要早起的時候，多設幾顆鬧鐘，總之就是想辦法打造一個讓自己安心的環境。

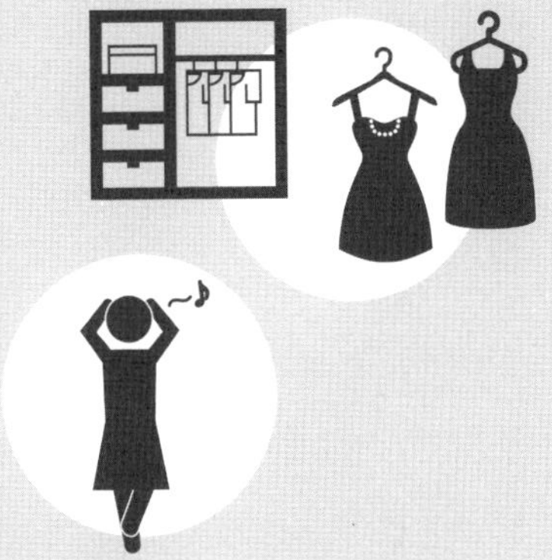

3　打造優質睡眠的環境

了解什麼方法能讓自己放鬆，打造讓自己放鬆的環境。

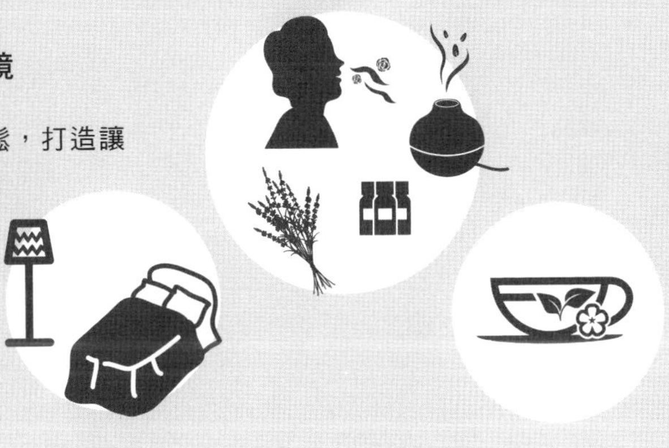

能立刻調整自律神經的「1：2」呼吸法

有意識地深呼吸與保持上仰的姿勢

其實我們平常很少注意的「呼吸」，也與自律神經息息相關。**當我們感受到壓力的時候，交感神經會變得活躍，呼吸也會無意識地變淺，深呼吸則有提升副交感神經活性的效果**，此時血管會放鬆，血壓會降低，全身的血液循環會改善，身心也會跟著放鬆。換言之，**要調節自律神經就要常常深呼吸**。

這裡要**建議大家從日常實踐的呼吸法就是「吸1、吐2」的「1：2」呼吸法**。這種呼吸法是先從鼻子吸氣吸三到四秒，再於六到八秒之間從嘴巴吐氣。我們的實驗結果發現，每天實踐一次這種呼吸法，每次執行三分鐘，能讓自律神經慢慢恢復正常。這種呼吸法也可在覺得焦慮、煩躁或是承受壓力的時候實踐，呼吸會立刻變得又深又長，身心也會跟著放鬆。

深呼吸的時候，記得調整姿勢。駝背或上身前傾的姿勢會壓迫到氣管，造成呼吸變淺。長時間坐在桌子前面或是滑手機，也都會壓迫到氣管。所以要深呼吸的時候，請先鬆鬆背肌以及讓自己往上仰。就算真的很忙，也要在休息的時候打開窗戶，一邊看著天空，一邊深呼吸。若有機會短暫外出，可拉拉背肌，散步一下，總之透過各種方法調節自律神經就沒錯了。

活化副交感神經的1：2呼吸法

「呼吸」與自律神經也息息相關。透過深呼吸讓自律神經恢復協調，可讓副交感神經變得活躍，腸道環境與血液循環也會變好。這種活化副交感神經的呼吸法就是「吸1、吐2」的「1：2呼吸法」。建議大家在工作空檔或是心情煩躁的時候實踐看看。

❶

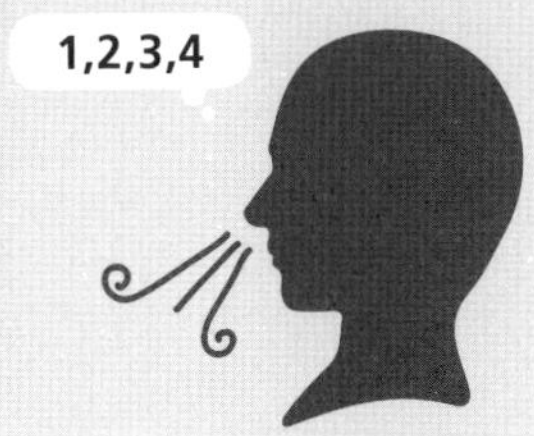

從鼻子吸氣3～4秒。

❷

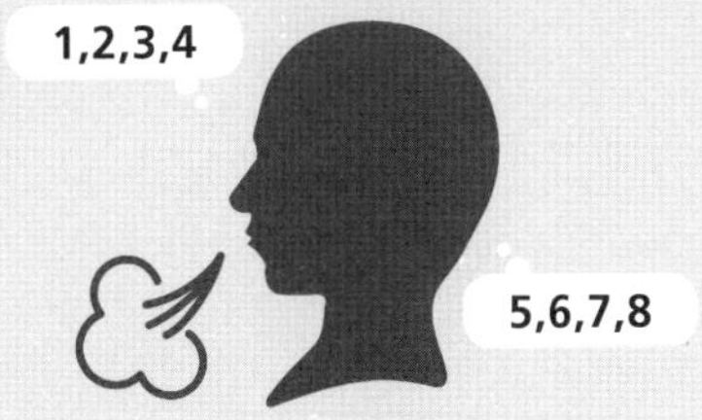

讓嘴巴嘟起來，再於6～8秒內吐完所有的氣。盡可能讓氣吐得又慢又長。

每天實踐1次，每次以實踐3分鐘為目標

這種時候用1：2呼吸法很有效

感受到壓力或覺得煩躁的時候，呼吸會變得又快又淺，這時不妨試著實踐幾次1：2呼吸法，心情會因此變得冷靜，頭腦也會變得清晰，有時還能浮現一些靈感與解決問題的方案。

精神渙散的時候

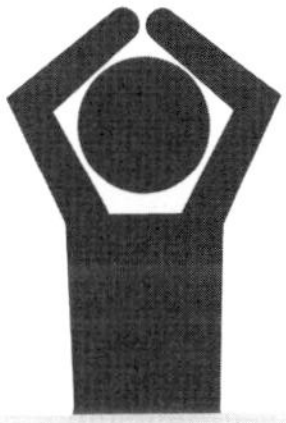

煩躁的時候

感受到壓力的時候

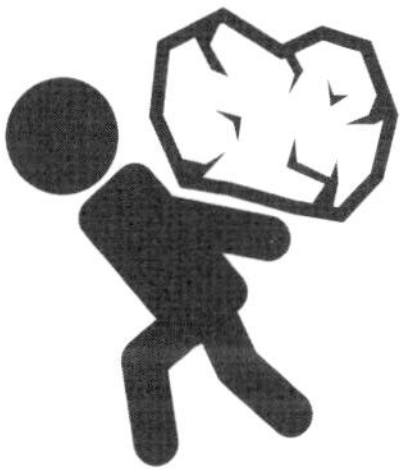

調整自律神經的泡澡方式

在三十九到四十度的洗澡水泡十五分鐘最為理想

先前提過，要調節自律神經，晚上的生活習慣是非常重要的一環，而這裡要進一步說明「入浴」這個重要的生活習慣。

目前已知的是，**最理想的泡澡時間為十五分鐘，而最理想的洗澡水溫度為三十九到四十度。前五分鐘泡到脖子的高度，後十分鐘泡到肚臍的高度，是最能調節自律神經的泡澡方式**。讓體內的溫度上升至最能促進血液循環的三十八點五到三十九度，可提升副交感神經的活性，讓我們輕鬆地墜入夢鄉。

反之，**洗澡水的溫度若是高於四十二度，交感神經就會突然被活化，血管也會跟著收縮，對身體造成不良的影響**。當血壓突然上升，有可能會引起中風或心肌梗塞這類危及性命的疾病，也會讓身心變得亢奮，睡眠品質有可能會因此變差。此外要注意的是，就算水溫適中，泡澡也不能泡太久，以免身體脫水。

不少人洗澡的時候，都只是淋浴而已吧？淋浴會讓體內深處的體溫下降，同時讓副交感神經失去活性，所以不太建議在晚上洗澡時只是淋浴。即使是在夏天，也建議在水溫三十九到四十度的洗澡水裡悠哉地泡十五分鐘。

有益於健康與自律神經的泡澡方式

錯誤的泡澡溫度與方式，會讓交感神經失調與引發其他疾病。在此要為大家介紹不會對身體造成負擔的泡澡方式，讓身體徹底暖和起來，以及讓自律神經變得穩定。

泡澡的最佳時間點

溫度

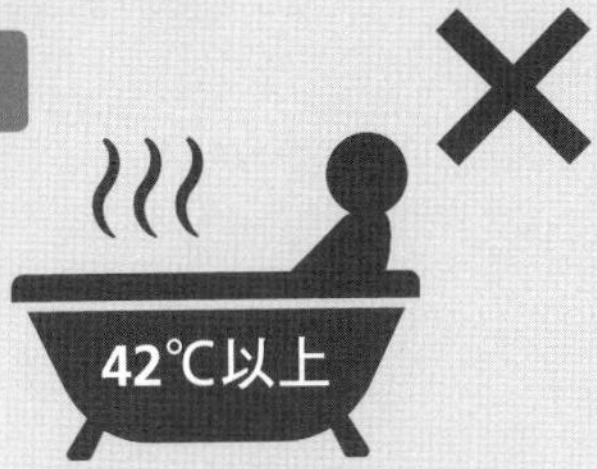

水溫若高於42度，交感神經會突然變得很活躍，血管也會收縮，血液會因此變得黏稠，此時很有可能出現高血壓的症狀，甚至引起中風。此外，直腸溫度上升也會導致自律神經失調。

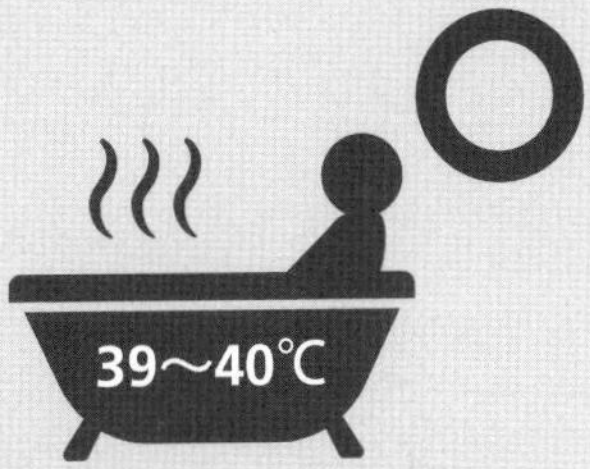

39到40度的水溫最能促進血液循環。在秋冬兩季泡澡時，往往會想調高水溫，但身體變得暖和的方式不太會因為水溫而改變，反而只會對身體造成負擔，所以最好不要讓水溫太高。

泡澡方式

❶ 一開始的5分鐘可泡到脖子附近。

❷ 剩下的10分鐘可泡到肚臍附近。

❸ 泡超過15分鐘有可能會脫水，所以最好不要超過這個時間。

❶

❷

泡完澡之後……

記得喝杯水，補充因泡澡而流失的水分，同時排出體內的老舊廢物。

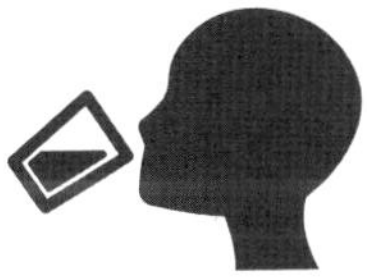

累到不行的時候才要動一動

賴床或是拖拖拉拉會讓自律神經失調

只要覺得很累，大部分的人都會想好好睡個覺，但其實這時候可試著活動一下身體，調節自律神經，也能早點消除疲勞。

如果工作行程太滿，到了週末就會不想太早起床，但其實這時候才要早起。一如前述，交感神經會在白天變得活躍，副交感神經則是在深夜變得活躍，所以就算是休息，太晚起床或是賴床，會讓自律神經失調，也無法消除疲勞。想要快速消除疲勞，週末也要維持與週間一樣的生活規律。建議大家早點起床，花點時間從事一些自己感興趣的事情吧，這麼一來，身心都能煥然一新，自律神經會變得協調，也有助於消除疲勞。

應該有不少人有過下班回家，一躺進沙發就突然覺得很疲倦，所以拖延做家事的經驗，不過，要重新打開暫時關掉的開關，其實需要更多的能量，也會讓人覺得更疲勞，所以建議大家在回家後，就算已經累得半死，也要先把家事或帶回家的工作做完，晚上才能好好地放鬆，疲勞也會早點消除。

就算很疲勞，也要動起來，不要一直躺在沙發上！

下班或是買完東西回家後，若是覺得「好累」就一屁股坐進沙發的話，恐怕會就此黏在沙發上，完全不想站起來。這是因為此時交感神經會失去活性，副交感神經則變得活躍，最後就很難讓失去活性的交感神經再動起來。

比方說，購物回家後……

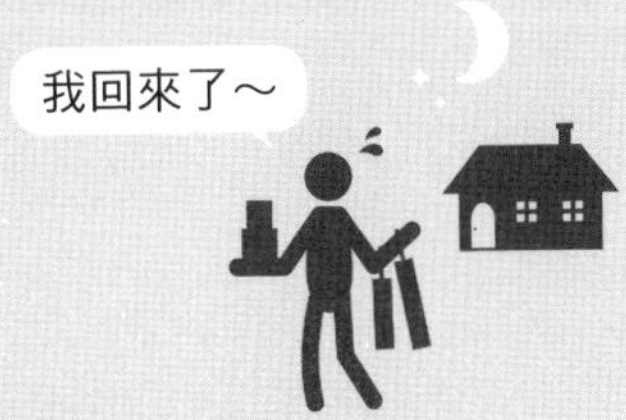

❶很累也要煮晚餐 ➡ 可以吃到自己煮的飯

❷因為很累，所以想坐下來 ➡ 就再也不想站起來

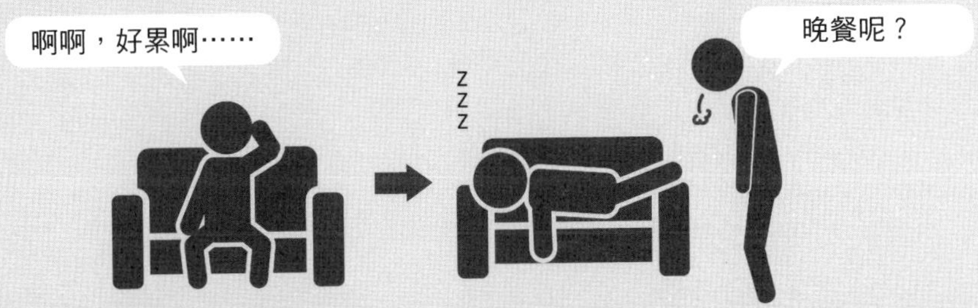

❶這種撐住眼皮煮晚餐的情況，反而可以很快完成，還能吃到很美味的餐點。
❷的話，則是原本只打算休息一下，沒想到居然睡著，再也站不起來。

如果不在該努力的時候努力，就很容易覺得疲勞。
就算覺得很累，也要先做完事情再休息，才能早點消除疲勞。

column

檢測自律神經狀態的手機應用程式

「CARTE by Cyberagent-可利用智慧型手機檢測自律神經！」

「CARTE」是由本書作者小林弘幸一起監修製作的手機應用程式。只要將手指放在智慧型手機鏡頭50秒，就能得到「Inner Power」1～100的數值，從中得知自律神經的狀態。這些數值還能儲存起來，方便我們管理健康（目前只有日文介面）。

1 從按在鏡頭的手指取得脈搏，分析心跳在60秒之內的變化，再算出「Inner Power」這個自律神經評分。

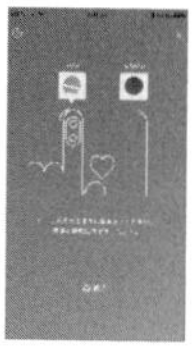

2 綜合評分「Inner Power」是指量化疲勞與壓力所得的「自律神經活動量」，搭配根據交感神經與副交感神經所計算出來的「自律神經協調度」，兩者經過分析後所得的數值。

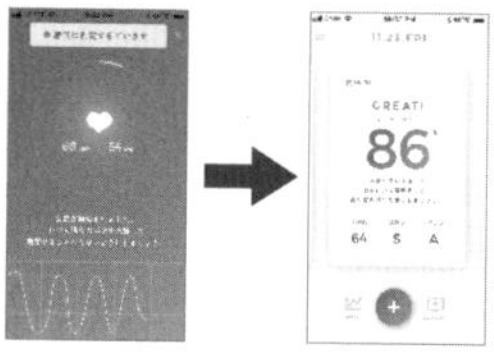

3 使用者可根據「Inner Power」的分數得知該做哪些伸展操才適當。讓我們一起做這些伸展操，將Inner Power變得更穩定與更高分吧。季節、天氣、睡眠時間、壓力、疲勞都會影響Inner Power的分數，所以這個應用程式可幫助我們親眼確認自律神經的狀態，幫助我們解決身體的不適。

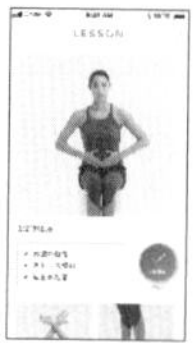

App Store 在此下載

檢索

CARTE

這個應用程式只支援iOS系統，註冊與使用都是免費的。請於AppStore搜尋「CARTE」。

CARTE

支援的終端裝置與OS

・支援iPhone 5s之後的裝置。

・手機具備閃光燈功能才能使用，若有不便，敬請見諒。

*iPhone Xs、iPhone Xs Max必須升級至iOS 12.3.1之後才能使用。

第3章

調節自律神經的飲食生活

心理與腸道連結在一起

血液是否優質由腸道環境決定

人一緊張就很容易肚子痛，長期承受壓力，則很容易出現便祕或下痢的症狀。這就是腸道與心理，也就是自律神經互相影響的證據。**腸道除了負責消化與排泄，還有其他很重要的任務**，其中之一就是製造血液，而且要讓自律神經穩定，就需要優質的血液以及順暢的血液循環。那麼腸道是如何影響血液的品質呢？腸道內有無數的細菌，好菌約佔兩成，壞菌約佔一成，其餘的七成為中性菌，當我們飲食不正常，這些中性菌就會倒向壞菌，血液的品質就會惡化，如果倒向好菌，血液的品質就會變好。**腸道環境若是健康，血液就會保持清澈，血液循環會變好，自律神經也會跟著穩定，若是腸道環境變差，血液就會變得黏稠，血液循環會惡化，也會出現便祕、皮膚粗躁、煩躁這些症狀，自律神經也會跟著失調**。

此外，腸道環境變差通常就會便祕，一旦便祕，就會讓影響幸福感的血清素減少分泌。血清素在大腦內的分泌量只有數成，但在腸壁的分泌量則高達百分之九十五，而便祕會造成腸壁慢性發炎，血清素的分泌量就會因此銳減，如此一來，就會感覺整個人有氣無力，也會出現慢性疲勞或憂鬱症這類心理疾病。

「腸道」是製造血液的工廠

只有讓體內的血液更清澈，自律神經才得以穩定，而製造血液的就是「腸道」，所以腸道是否健康，將直接影響自律神經是否穩定。

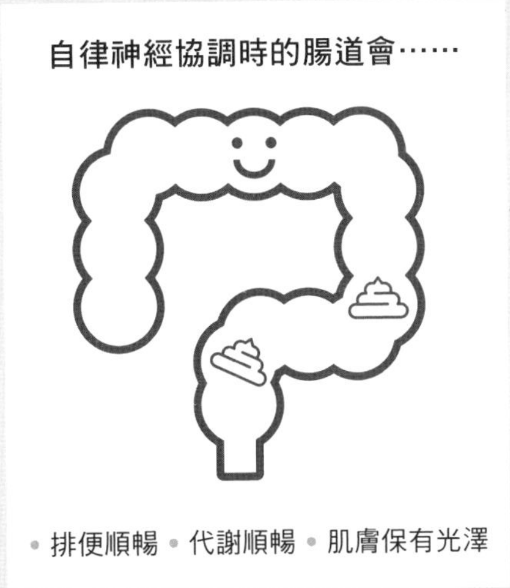
自律神經協調時的腸道會……
• 排便順暢 • 代謝順暢 • 肌膚保有光澤

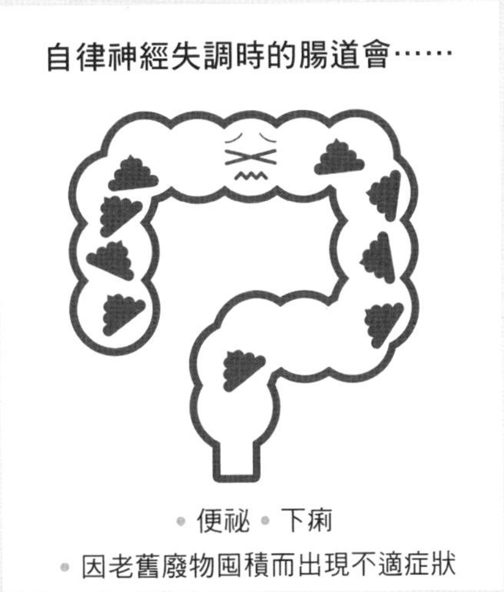

讓人感到幸福的「血清素」有95%是由腸道製造

腸道環境若是不佳，腐敗物質或毒素就會隨著血液流往全身，大腦也會無法攝取足夠的氧氣，進而變得習慣負面思考或是出現各種心病。此外，便祕會讓腸道減少讓人感到幸福的「血清素」，大腦分泌的血清素也會減少。這會害我們變得有氣無力、失去鬥志，最後有可能變成憂鬱症。

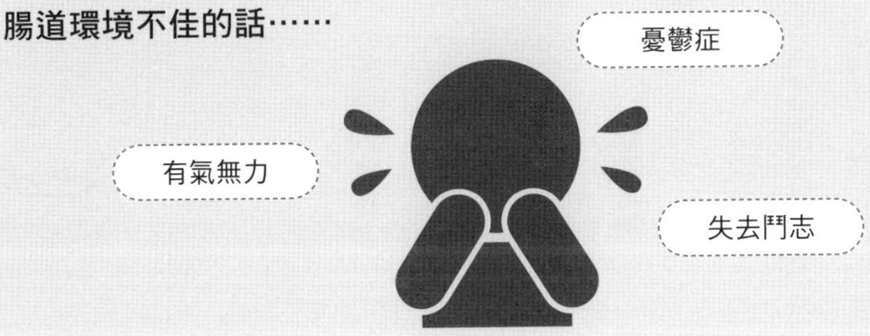

自行檢測腸道狀態！

排便是否順暢是腸道的健康指標

食物在經過胃部消化後，會在腸道吸收營養與水分，剩下的殘渣會移動到大腸，變成大便排出體外。這一連串的過程都是由腸道的「蠕動」所完成的。腸道若是健康，蠕動就會活潑，腸壁就能充分吸收營養，剩下的殘渣也很容易排出。腸道環境若是不健康，腸道蠕動的速度就會變慢，食物就會一直待在腸道內，只有水分被吸收，大便也會變硬，最後就出現便祕的症狀，所以**「排便是否順暢」，可說是腸道的健康指標**。

那什麼樣的排便最為理想？大便的量以一天一百五十到二百公克最為理想，體積則應該比網球稍微大一點，顏色最好介於黃色與褐色，形狀則應該是柔軟的香蕉形狀。一天排便一次是最理想的頻率，但兩三天排便一次也沒問題，只要不會覺得沒大乾淨就好。

反之，「大便太硬」、「大便與屁都很臭」、「吃根莖類的食物就會脹氣」、「肚子很餓也不會叫」，就很可能代表腸道蠕動的速度太慢，腸道環境不佳。一旦腸道停止蠕動，囤積的大便就會害腸道變成下水溝，皮膚會因此變得粗糙，也會出現口臭的症狀。**請大家每天注意腸道的狀況，若覺得自己便祕，也要早點改善飲食習慣**。

健康的腸道能正常地蠕動

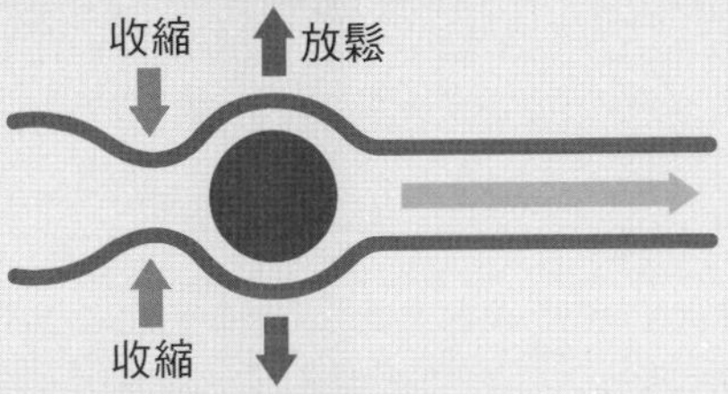

自律神經協調且健康的腸道，會不斷收縮與放鬆，將大便迅速運往肛門。

衡量大便好壞的標準

重量	大小	形狀	顏色	排便頻率
150～200公克	比網球大一點	香蕉狀	黃色～褐色	一天一次最理想

黑色就不行

讓腸道恢復活力的按摩

大腸在體內的4個位置被固定住，所以宿便很容易囤積在這4個位置。

在這4個位置按摩，能促進腸道蠕動與排便順暢。

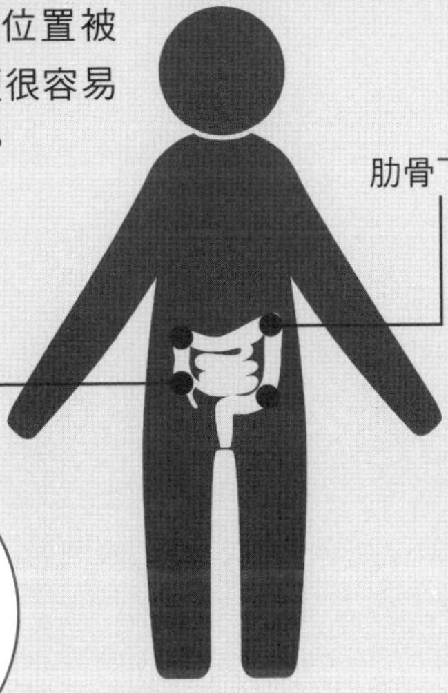

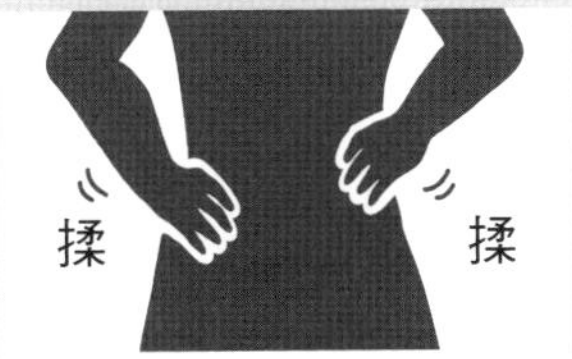

用手上下揉3分鐘左右。

此外，腸道若是因為壓力而不舒服，可透過P120介紹的伸展操緩解。

「一直瘦不下來」的原因出在腸道

之所以瘦不下來，原因出在腸道環境不佳

有些人明明沒吃多少卻很胖，有些人明明吃很多，卻還能保有苗條的身材。這兩者到底有什麼不同呢？答案在於腸道環境的優劣。**腸道環境若是不佳，消化與吸收的速度都會變慢，無法吸收必要的營養，也無法排除出毒素，代謝變慢的同時，送往全身的不是營養，而是老舊廢物或毒素，血液也會變得很黏稠，最後這些老舊廢物與毒素還會囤積為「內臟脂肪」**。

近年來的研究顯示，自律神經失調也是造成肥胖的元凶之一。**肥胖的人通常有自律神經失調的問題，尤其副交感神經的活性特別不足**。在自律神經之中，負責掌管腸道蠕動的是副交感神經，所以當自律神經失調，腸道環境就會惡化，這也是造成易胖體質的主要原因。

想必大家已經發現，要想瘦下來該注意什麼了。沒錯，就是在正確的時間吃早餐、中餐、晚餐，分量也都正確分配，保持腸道環境的健康，這也是讓自律神經保持協調的關鍵。絕對不能為了減重而故意不吃飯，因為這會讓腸道停止蠕動，也會讓自律神經失調，就算一時瘦下來，腸道環境也會變差，沒多久又變回易胖體質。

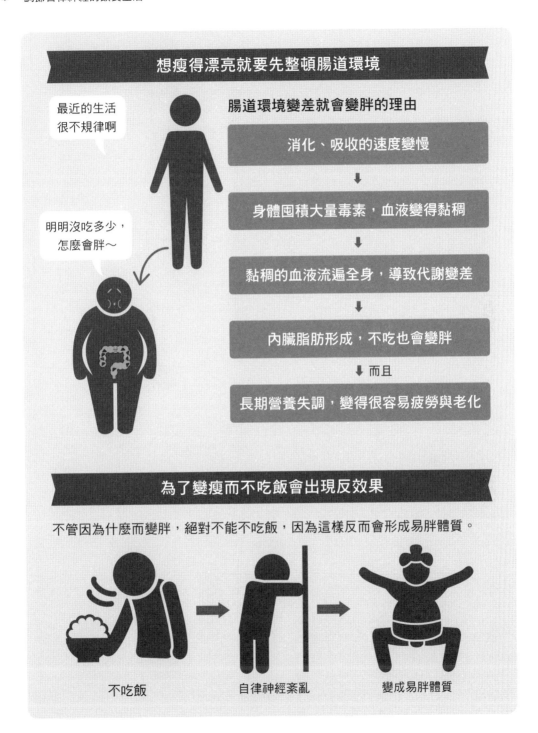

想瘦得漂亮就要先整頓腸道環境

腸道環境變差就會變胖的理由

消化、吸收的速度變慢

⬇

身體囤積大量毒素，血液變得黏稠

⬇

黏稠的血液流遍全身，導致代謝變差

⬇

內臟脂肪形成，不吃也會變胖

⬇ 而且

長期營養失調，變得很容易疲勞與老化

為了變瘦而不吃飯會出現反效果

不管因為什麼而變胖，絕對不能不吃飯，因為這樣反而會形成易胖體質。

不吃飯 → 自律神經紊亂 → 變成易胖體質

整頓腸道環境的用餐時機

透過一天三餐刺激腸道

要調整腸道環境，就必須重視用餐的時間點與次數。最理想的模式是在固定的時間攝取早、中、晚三餐。不太運動或正在節食的人或許會覺得一天兩餐或一餐就夠了，但是對腸道來說，進食可不只是為了補充營養，**還可以帶來刺激，這也是建議一天吃三餐的理由**。進食可刺激腸道，讓腸道開始蠕動，**但只有一兩次的刺激，是無法讓腸道動起來的，不過一直進食也會害腸道太累，所以要讓腸道得到適當的刺激與休息的話，一天三餐是最理想的模式**。

此外，腸道最需要刺激的時間點就是起床的時候。早上起床後，一口氣喝一大杯水，可補充在睡眠時流失的水分，也有助於排便。

每六小時進食一次是最為理想的頻率。大部分的食物都會在六小時內完全消化，因此以這個頻率進食，就不會對腸道造成負擔。最好不要在睡前用餐，以免對胃造成負擔。晚餐最好在就寢的三小時前吃完。

此外，要提醒自己不要吃太快，一來會因此而吃太多，二來會吸收太多熱量，導致體脂肪囤積。總之要細嚼慢嚥，促進唾液分泌，讓唾液幫助消化，咀嚼這個動作也能活化大腦。

1天吃3餐，每餐間隔5～6小時最為理想

從「刺激腸道」的觀點來看，1天「進食」3次是件非常重要的事。減重或1天只吃2餐的話，會無法刺激腸道蠕動，但1天吃太多次，會讓腸道太累。

此外，餐與餐之間最好間隔5～6小時。晚餐應該在就寢的3小時前吃完，而且最好在晚上9點之前結束。如果實在做不到，建議吃少一點，以及換成比較容易消化的食物，減少腸道的負擔。

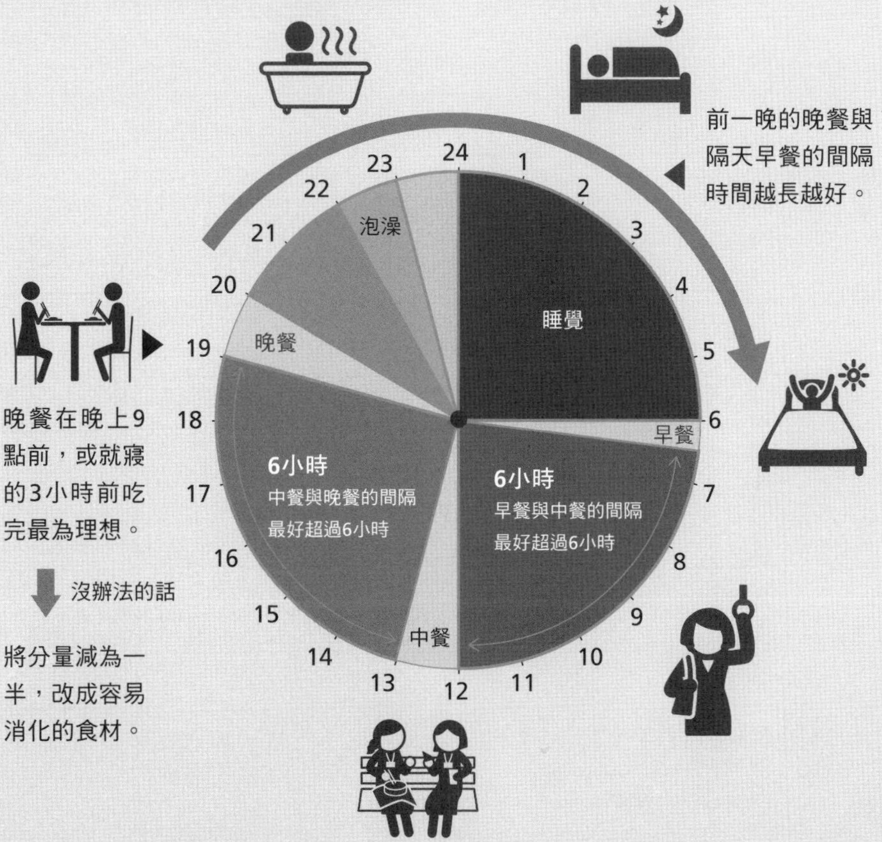

[圖表：1天進食3次的最佳時間點]

自律神經的最佳比例是早餓4：午餐2：晚餐4

重點在於豐富的早餐

除了三餐定時，還要注意早餐、午餐、晚餐的比例，也就是三餐的比重。光是調整三餐的比例，就能維持理想的體重與體型，也能讓自律神經保持穩定，提升每天的效率。**最佳比例為「早餐4：午餐2：晚餐4」，如果很難辦得到的話，可改成「早餐4：午餐3：晚餐3」，或是「早餐3：午餐3：晚餐4」**。

早餐是最重要的一餐，務必要吃得豐富。吃早餐可促進休眠的腸道蠕動，讓副交感神經變得活躍，血液循環也會跟著變好，體溫自然就跟著上來。早餐可吃得飽一點，午餐則簡單吃就好。很多人都不吃早餐，等到午餐才餵飽肚子，但這樣沒有任何好處。早餐就是這麼重要，請為自己保留十到十五分鐘的時間吃早餐，讓自己多一分悠哉，自律神經才會跟著穩定。此外，只有早餐的時候可以盡情地補充碳水化合物。攝取過多糖分會變胖，但在早餐攝取的話就能代謝，所以攝取稍微過量的糖分也沒關係。

一天中最後一餐的晚餐，則可吃一些美食。晚餐的重點在於攝取的時間。吃什麼都可以，但盡可能在晚上九點前吃完。如果被工作延誤用餐時間，可試著將晚餐的比例調整為「2」。

三餐的比例為早餐4：午餐2：晚餐4

最重要的一餐就是早餐。午餐可吃得簡單一點。如果晚餐的時間被迫延後，可選擇容易消化的食物。

早餐 4　　午餐 2　　晚餐 4

絕對不能跳過早餐，用午餐彌補。從穩定自律神經的層面來看，無法用午餐補充沒吃早餐的損失。建議大家早點起床，讓自己悠哉地享受一頓營養豐富的早餐。

如果晚餐來不及在晚上9點前吃完的話⋯⋯

將比例調整成早餐4：午餐2：晚餐2，以及吃一些容易消化的食物。

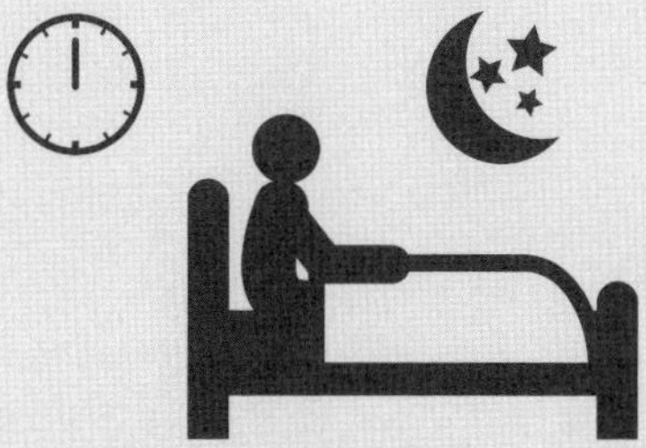

如果吃完就得趕快睡覺，建議乾脆不要吃晚餐。如果肚子實在餓得受不了，可喝一些湯或熱茶暖胃，讓胃安靜下來。

要解決便祕就不能少了膳食纖維

兩種膳食纖維的特徵

將腸道的老舊廢物與食物殘渣轉換成糞便排出的是膳食纖維。如果能積極攝取膳食纖維，就能打造遠離便祕的體質。

膳食纖維是消化酵素難以消化的營養素，大致可分成「非水溶性」與「水溶性」兩種。若問哪一種能解決便祕問題，就是水溶性膳食纖維。非水溶性膳食纖維會在吸收腸道的水分之後膨脹。若有便祕的問題還大量攝取非水溶性膳食纖維，肚子會脹到不行，糞便也會因為水分被吸收而變硬，反而加劇便祕的問題。反觀水溶性膳食纖維，就是可溶於水的膳食纖維，所以能溶入腸道的水裡，讓糞便變得柔軟，解決便祕的問題。

非水溶性纖維含量較高的有香蕉、牛蒡、蒟蒻、秋葵、毛豆、竹筍，水溶性膳食纖維含量較高的有海藻、菇類、芋類、小麥胚芽或全穀粒麵包與麥片。要注意的是，**所有食材都含有非水溶性與水溶性的膳食纖維，所以不用太過計較，積極攝取海藻、蔬菜、菇類與水果就沒問題了**。黑棗或無花果這類果乾也有豐富的膳食纖維，能幫助我們快速攝取膳食纖維。

便祕特效藥的「膳食纖維」

膳食纖維能「打掃」腸道，讓腸道變得乾乾淨淨。膳食纖維主要分成「非水溶性」與「水溶性」兩種。

膳食纖維

非水溶性膳食纖維含量較高的食物

非水溶性膳食纖維一吸水就會膨脹，刺激腸道與促進排便，但過度攝取反而會讓糞便變硬，所以有便祕問題的人，千萬別過度攝取。

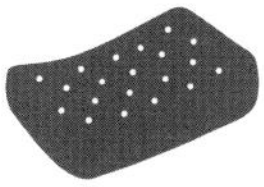
蒟蒻

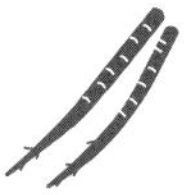
牛蒡

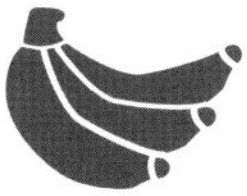
香蕉

秋葵

竹筍

水溶性膳食纖維含量較高的食物

水溶性膳食纖維有讓糞便變軟的效果，所以能促進排便。海藻類的含量通常很高。

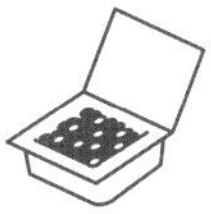
納豆

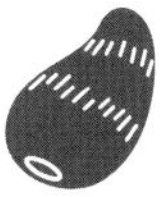
芋類

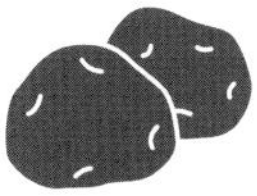
馬鈴薯

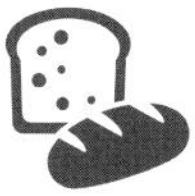
全穀粒的麵包或麥片

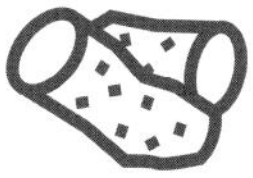
山藥

同時含有非水溶性與水溶性膳食纖維的食物

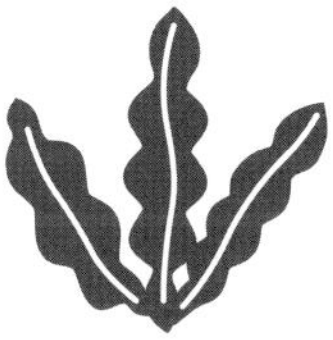
海藻

水果

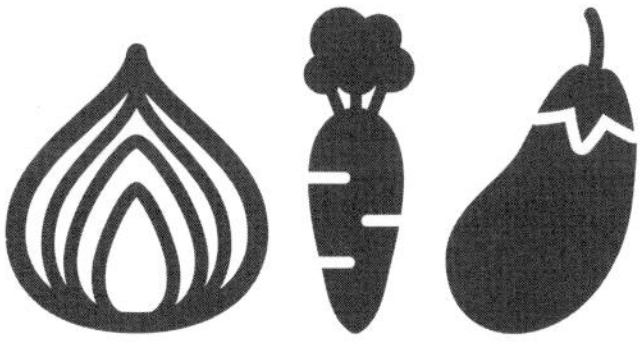
蔬菜

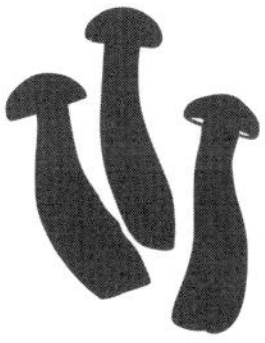
菇類

酒精與自律神經的關係非常密切

過度飲酒會使自律神經紊亂

有些人覺得喝酒可紓緩壓力，調劑身心，但這其實是天大的誤會，這不過是酒精使精神陷入麻木，讓我們誤以為這樣「很舒服」而已。交感神經會因為酒精而變得過度活躍，自律神經也會因此陷入紊亂。

此外，**過度攝取酒精會導致身體脫水**。肝臟雖然能分解酒精，但在分解過程中，會消耗許多水分，再加上酒精有利尿的效果，喝太多就會常跑廁所。因此，酒喝得越多，脫水就越嚴重，血液也會因為缺水而變得黏稠。交感神經變得活躍之後，血管會收縮，黏稠的血液就更不容易在變窄的血管流動，無法流到末梢神經的血管，這就是為什麼喝太多酒，隔天會頭痛的原因。喝太多酒也會讓促進消化器官運作的副交感神經太過安靜，此時腸道會麻痺，我們也會噁心想吐。

不過，也**不是要大家一口酒都別喝，適量的酒精能放鬆心情，活化副交感神經**。換言之，適度飲酒是最重要的事。如果打算喝點酒的話，建議喝一杯酒就喝一杯水，避免脫水與消化器官麻痺。

喝酒過度會使自律神經失調

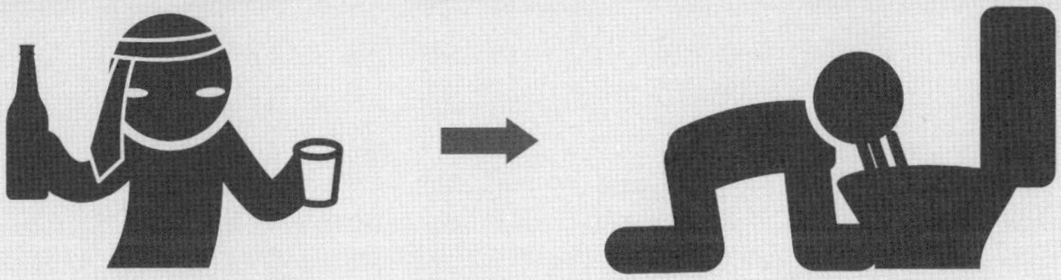

過度攝取酒精會引起脫水，血液會變得黏稠，血液循環會變糟，自律神經也會失調。

喝1杯酒就喝1杯水

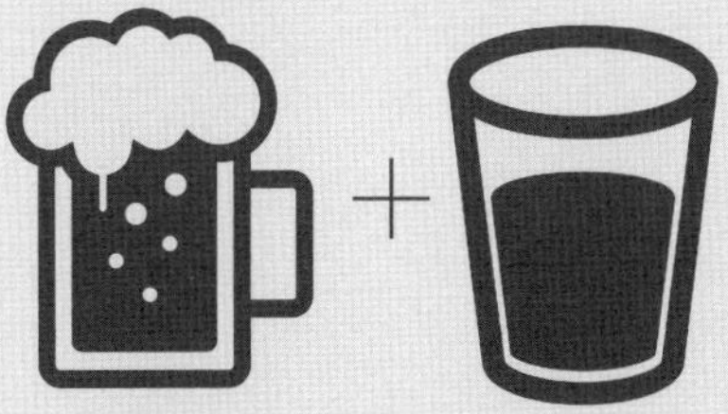

啤酒　　　水

為了減低酒精的傷害，每喝1杯酒，就要喝超過1杯以上的水。如此一來也能避免脫水。

利用下酒菜保護腸胃

從以前傳承到現在的下酒菜組合不僅美味，對身體也很好，也有保護腸胃的效果。

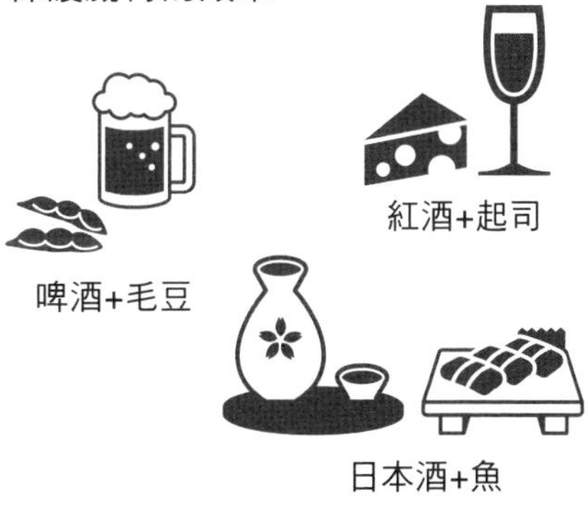

理性飲酒能放鬆心情，消除壓力，還能調節自律神經。

腸道健康，癌症就不會找上門

免疫力會隨著規律的自律神經提升

我們之所以能遠離疾病，保持健康，全因身體有一套「免疫系統」。許多免疫細胞會互相合作，產生免疫功能，擊退入侵的細菌與病毒，讓我們遠離傳染病，此外，負責排除癌細胞或異物的也是免疫功能。免疫功能雖然如此重要，但令人意外的是，**七成左右的免疫細胞都在腸道，所以當腸道環境變差，免疫力就會下降，改善腸道環境也可以提升免疫力**。

與腸道息息相關的自律神經也與免疫力有關。負責免疫的主角是血液裡的白血球。白血球分成顆粒球、單核球與淋巴球三種，當交感神經變得旺盛，排除細菌的顆粒球就會增加，副交感神經變得活躍時，排除病毒的淋巴球就會增加，由此可知，兩邊都要保持平衡，否則當交感神經過於活躍，導致顆粒球的數量大增，維持健康所需的常在菌就會被消滅，當副交感神經過於亢奮，淋巴球的數量因此大增，就會對過敏源過度反應，進而出現過敏的症狀。可見要提升免疫力，就要保持自律神經穩定，因此要時時照顧腸道環境。就結論而言，**保持三餐規律，維持腸道環境乾淨，身心就能常保健康**。

腸道的免疫系統能讓我們遠離疾病與癌症

只要免疫力夠高，就能身體不小心被細菌或病毒入侵時，排除這些敵人，也能排除「癌細胞」這些異物。即使是身體健康的人，每天也會產生數千個「癌細胞」。

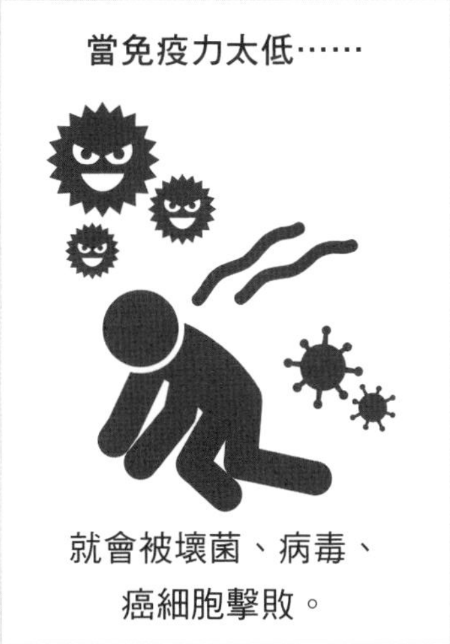
當免疫力太低……
就會被壞菌、病毒、
癌細胞擊敗。

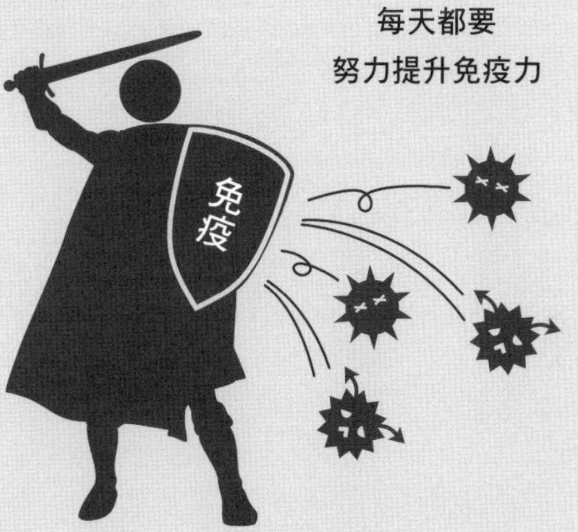
每天都要
努力提升免疫力
免疫

穩定的自律神經與健康的腸道能常保免疫力正常

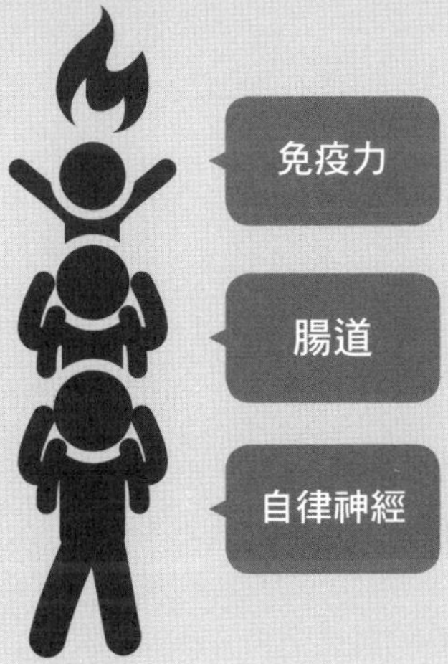
免疫力
腸道
自律神經

只有「健康的腸道」才能「讓自律神經保持穩定」，反之亦然。當腸道健康，自律神經保持穩定，免疫力就不會因為熬夜而下降。良好的飲食習慣與生活習慣，都能讓免疫力維持在良好狀態。

「難吃」的餐點會對身心造成不良影響

腸道很容易受到心理影響

飲食的重點在於開心地吃愛吃的東西，因為一直吃難吃的食物，他會對自律神經造成不良影響。**就算是那些「有益健康」的食物，只要吃的人不覺得好吃，就會造成心理壓力，腸道環境會惡化，自律神經也會跟著失調**。請大家務必記住「刻苦、壓抑的生活方式（飲食）無法保持腸道健康」。

常言道，腸道是「第二個大腦」，可見腸道是非常容易受到心理影響的臟器，哪怕只是稍微緊張，就有可能會引起肚子痛，來自職場與人際關係的壓力，也會引起便祕或下痢，腸道就是如此敏感，會隨著心情的變化而有不同的反應。刻苦的生活肯定不輕鬆，我們很常在事與願違時，否定自己、討厭自己，這時候壓力就會不斷升高，腸道也會因為這些壓力而惡化，自律神經也因此紊亂，進而陷入惡性循環。

許多人會為了減重而避免攝取脂質與碳水化合物，但只要覺得這些餐點很難吃，就會承受多餘的壓力，熱量也會因此轉換成脂肪。反之，若能快樂地享受美味的餐點，腸道的蠕動就會變得頻繁，自律神經也會跟著穩定，血液循環也會變好，代謝也會加速，如此一來，就算不減重，也能避免體重增加了。

別勉強自己吃難吃的食物

壓力

逼自己吃難吃的食物會造成壓力，腸道會因此惡化，血液循環會變糟，自律神經也會跟著失調。

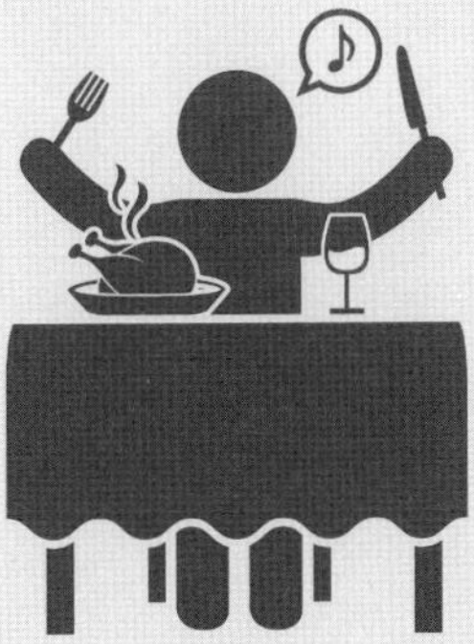

釋放壓力

開心地吃愛吃的食物可促進腸道蠕動，穩定自律神經。

刻苦的飲食生活會讓自律神經失調

若是逼自己吃不愛吃的食物，被譽為「第二大腦」的腸道就會受到影響，自律神經也會失調。雖然營養均衡很重要，但也要吃得開心與美味。

一直提醒自己這也不行吃，那也不行吃，會讓自律神經失調。

開心地享用美食吧。

吃太多碳水化合物，身體會變得疲勞

以碳水化合物為主的菜色一天一次就好

碳水化合物是很美味的食物，所以不需要逼自己避開這些食物，但當然也不能過度攝取，如果早、中、晚三餐都大量攝取碳水化合物，就很難維持體重，而且還會讓交感神經變得太活躍，用餐結束後，則換成副交感神經因此占據優勢。當交感神經與副交感神經如此劇烈地切換，我們就會覺得倦怠與疲勞，也會變得很想睡。

三**餐之中，有一餐以碳水化合物為主是最理想的**。早餐多吃麵包與白飯，午餐選擇碳水化合物較少的餐點是最理想的安排，如此一來，下午就不會想睡，工作也能有所進展。

話說回來，有時候中午就是想吃咖哩或烏龍麵，此時若逼自己忌口，反而會造成壓力，所以可試著將飯量或麵量減半，滿足口腹之慾就好。唯一要注意的是，絕對不能跳過任何一餐。如果跳過午餐，直接吃晚餐，血糖會急速上升，從晚餐攝取的熱量都會變成脂肪，無法轉換成能量。過度攝取碳水化合物固然不好，但至少要吃一個飯糰加味噌湯的量填飽肚子。

以碳水化合物為主的餐點1天1次

如果3餐都是以碳水化合物為主的菜色，會攝取太多糖分，午餐之後也會特別想睡。就整體而言，早餐是最適合攝取碳水化合物的一餐。

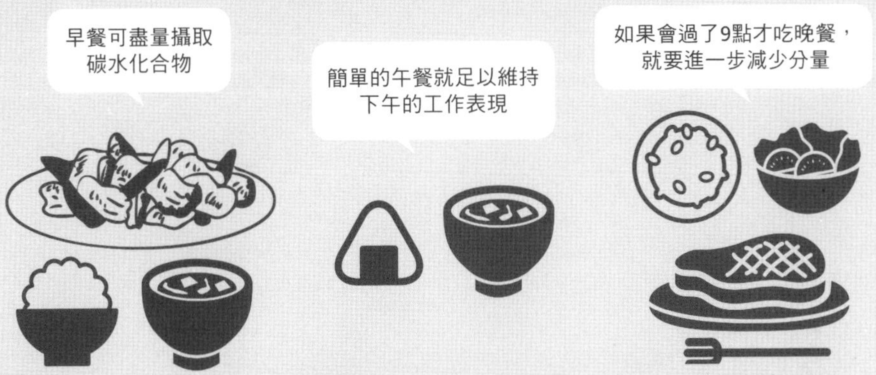
早餐可盡量攝取
碳水化合物
簡單的午餐就足以維持
下午的工作表現
如果會過了9點才吃晚餐，
就要進一步減少分量

早餐 可攝取足量的白飯或麵包

午餐 少量的碳水化合物最為理想

晚餐 少量的碳水化合物最為理想

午餐若想吃愛吃的食物，可讓碳水化合物的部分減半

不能吃最想吃的豬排飯或拉麵啊……要是自律神經因為這些壓力不斷囤積而失調，那可就得不償失了。如果午餐就是想吃碳水化合物的食物，不妨試著將碳水化合物（米飯或麵類）的分量減至一半。

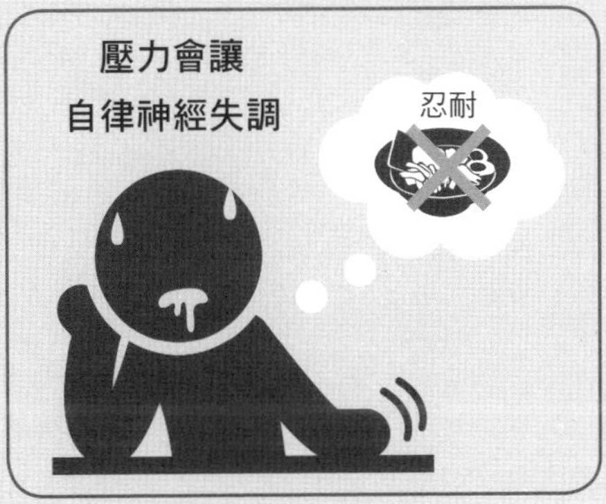
壓力會讓
自律神經失調
忍耐

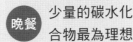

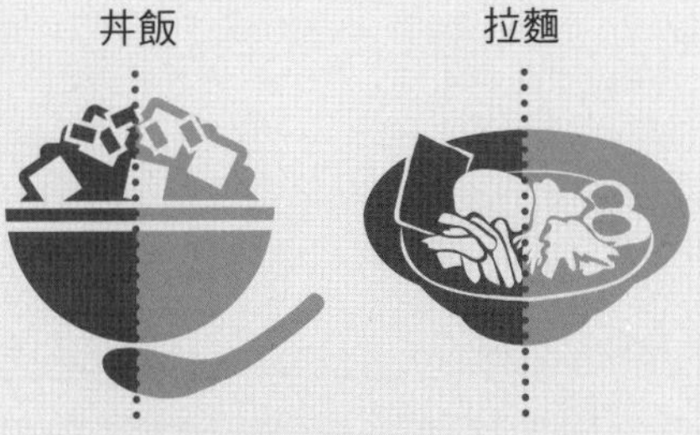

將米飯或麵類這些碳水化合物的
分量減半

要調整自律神經，需要攝取動物性蛋白質

積極攝取肉類＋抗氧化成分

自律神經的原料是蛋白質，而且是源自肉類、魚類或雞蛋的優質蛋白質。就必須胺基酸的種類與分量而言，**動物性蛋白質遠比植物性蛋白質更適合作為自律神經的原料**。活得較長壽健康的人，通常都愛吃肉類與魚類，有許多人也覺得「想恢復活力就要吃肉」，這些都是因為優質動物性蛋白質能提升自律神經的功能。

雖然動物性蛋白質是必須每天積極攝取的營養素，但在攝取時，有一點要特別注意，那就是肉類或魚類這些動物性食品通常都含有脂肪，過度攝取脂肪會導致多餘的脂肪在血液之中氧化與破壞腸道環境。

那麼如何攝取才正確？答案很簡單，**就是在攝取動物性蛋白質的同時，攝取避免油脂氧化的抗氧化物質**。蔬菜與水果都含有豐富的抗氧化物質，胡蘿蔔素、維生素C、維生素E也是抗氧化物質的一種。植物去菁之後剩下的汁液也含有花青素與多酚這類抗氧化成分。所以吃牛排的時候，可搭配一些蔬菜，飯後的甜點也可以選擇水果，光是這樣，就能免去吃肉的缺點與避免脂肪作怪。

自律神經的原料是蛋白質

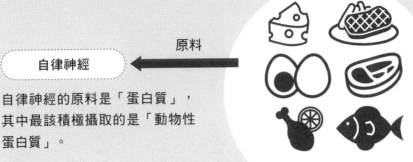

原料

自律神經

優質蛋白質

自律神經的原料是「蛋白質」，其中最該積極攝取的是「動物性蛋白質」。

攝取動物性蛋白質的同時，連同抗氧化成分一併攝取

攝取動物性蛋白質的時候，往往會連同脂肪一同攝取，此時若不搭配其他含有抗氧化成分的食材，脂肪就會在血液之中氧化，血液會因此變得黏稠，腸道環境也會跟著惡化，所以在攝取動物性蛋白質的時候，最好搭配蔬菜，攝取豐富的抗氧化物質。

舉例：

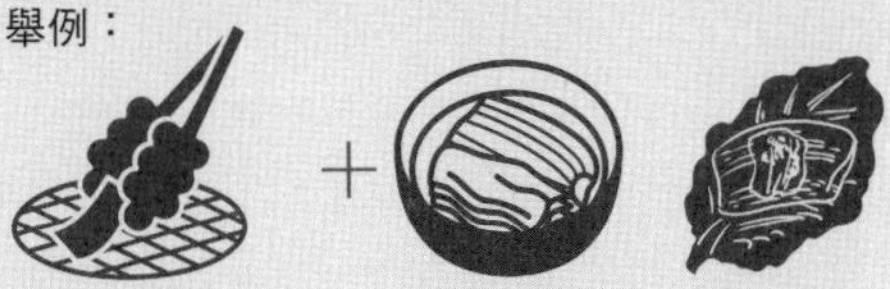

燒肉　＋　泡菜　生菜

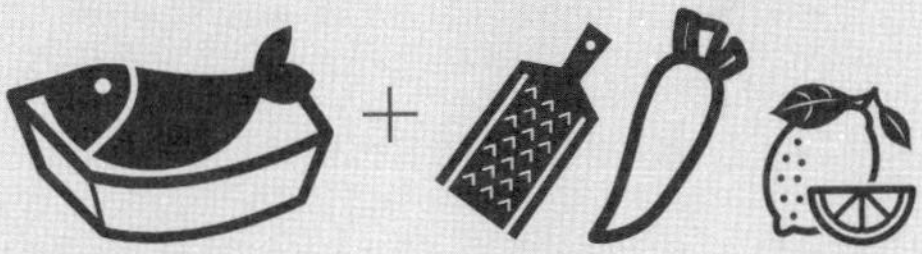

烤魚　＋　蘿蔔　檸檬

也很推薦

β－胡蘿蔔素 ➡  胡蘿蔔

維生素C ➡  檸檬

維生素E ➡  南瓜

多酚 ➡ 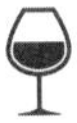 紅酒

花青素 ➡  茄子

貧血的症狀與自律神經失調的症狀很類似

如果不是鐵質攝取不足，就該懷疑是自律神經出了問題

頭昏、蹲著站起來就暈眩、喘不過氣、心悸、容易疲倦、早上很難起床、頭痛、肩膀僵硬、煩躁，這些症狀有可能是貧血，也有可能是自律神經失調。換言之，貧血與自律神經失調的症狀非常相似，大部分的人都難以分辨。但症狀雖然相似，原因可是完全不一樣。

貧血多半是因為鐵質攝取不足，使紅血球的血紅蛋白數量不足所導致。血紅蛋白扮演著將氧氣輸送到全身的重要角色，一旦數量不足，氧氣就無法送到全身的每個角落，也就會出現喘不過氣、心悸、倦怠這些症狀。反觀自律神經失調，則是因日常的壓力、疲勞、紊亂的生活習慣，導致交感神經與副交感神經失調所引起的。**貧血只需要透過營養補充品，或在日常飲食中攝取鐵質就能改善，但要改善自律神經失調，就必須讓身心好好休息。**

最能分辨貧血或自律神經失調的方法，就是抽血檢查。一旦發現血液之中的鐵質不足，就能斷定是貧血。假設抽血檢查沒有任何問題，就很有可能是自律神經失調，此時最佳的治療就是休息與睡眠。如果症狀還是沒改善，可前往自律神經門診檢測自律神經的狀況。

貧血可透過抽血檢查立刻診斷

貧血或自律神經失調都會出現疲倦、頭昏眼花這類症狀，不過是否為貧血，可透過抽血檢查得知，而自律神經失調的話，抽血檢查也不會發現任何異常。

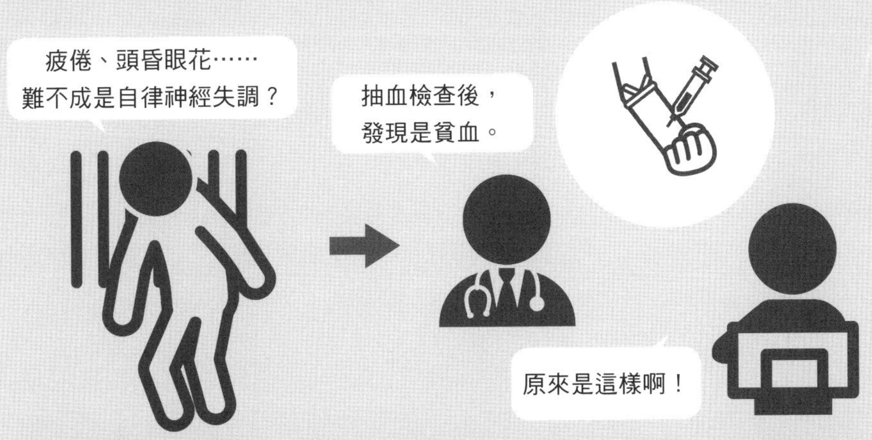
疲倦、頭昏眼花……
難不成是自律神經失調？
抽血檢查後，
發現是貧血。
原來是這樣啊！

貧血的症狀可透過飲食或營養補充品改善

攝取適當的飲食或是攝取含有鐵質、維生素B12的營養補充品，都有助於改善貧血。唯一要注意的是，子宮肌瘤或是其他的疾病也有可能出現類似貧血的症狀，此時就需要另尋治療方式。但是這些症狀若是因自律神經失調所引起，就必須多加休息。

貧血

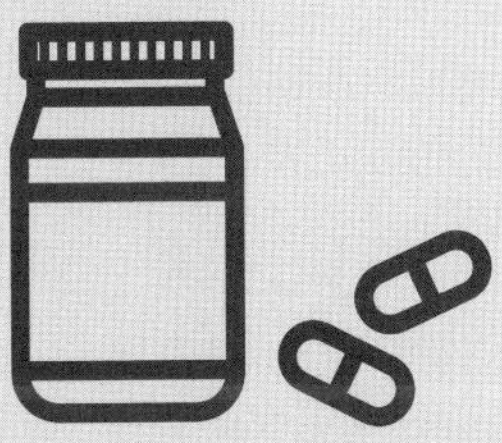

透過營養保健食品和飲食改善

自律神經的紊亂

透過放鬆身心來改善

最能讓我們活得健康的「養生味噌湯」

一天喝一碗，常保身心健康

味噌是每位日本人都很熟悉的食材，也是最健康的食材之一。味噌的原料是大豆，而大豆含有豐富的蛋白質、維生素與膳食纖維以及其他的重要營養素。發酵後，所含的胺基酸會增加，升級成營養價值更高的食材。大豆含有維生素B_1、B_2、B_{12}、菸鹼酸、葉酸、鈣、鎂、鐵、鋅與其他營養素，種類之多，不勝枚舉。近年來，**「發酵食品的味噌具有抗老化的效果」**、**「預防血壓上昇」**、**「降低罹患癌症風險」等養生效果也已得到實證**。

由此可知，味噌是一種超級食物，最能有效攝取這種食物的方法就是煮成味噌湯。味噌湯通常會加很多湯料，所以一碗味噌湯就含有各種營養，而且加熱後，這些食材的分量會縮小，所以能比生吃蔬菜攝取更多蔬菜。**一天喝一碗味噌湯不僅能維持健康，還能預防疾病與養生，所以味噌湯可說是最強的健康食品。**

更棒的是，味噌湯是「溫暖的食物」。當熱湯與熱食經過腸胃時，血液循環會變好，副交感神經也會因此變得活潑。不知道大家是否有過「喝一碗熱熱的味噌湯，心情跟著放鬆」的經驗？其實那是因為副交感神經活躍，身心得到放鬆的緣故。可見喝味噌湯真的是非常養生啊。

熱飲能讓副交感神經活躍

熱飲能促進腸胃的血液循環，活化副交感神經，所以晚上盡可能喝熱飲。此外，覺得煩躁或疲勞時，也建議利用熱飲調整自律神經。

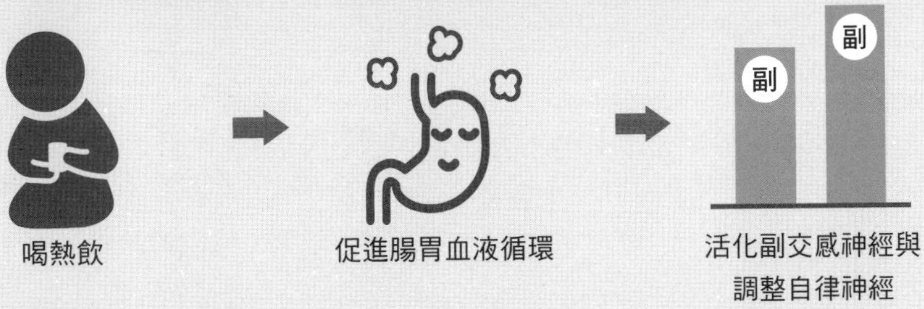

這時候也可以喝熱飲

味噌湯的健康效果
也很好！
放鬆

如果很想喝冷飲的話……

喝冷飲或吃冷麵的時候，可加點醋、檸檬或梅乾這類酸味食品，促進胃腸的排泄與活化副交感神經，自律神經也不會因此失調。此外，橄欖油與麻油都能促進排泄，提升副交感神經的活性。

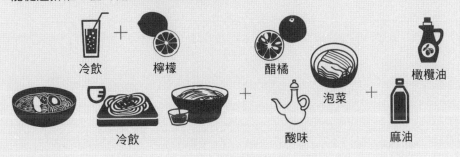

促進腸胃血液循環
活化副交感神經與

泡菜

醋橘

午餐該怎麼吃才不會想睡覺

預防自律神經急速切換

吃完午餐之後，有時會突然覺得很疲勞或想睡，這是因為用餐時，交感神經會很活躍，用餐後卻突然換成副交感神經旺盛所導致的。

用餐時，身體的活動會加劇，交感神經的活性也會提升，若以車子比喻，就是油門全開的狀態。**可是用餐之後，血液會往消化器官集中，大腦的血液會不足，所以就會出現精神不濟的現象。當腸胃變得活潑，副交感神經也會突然變得活躍，此時若以車子比喻，就是煞車突然踩到底的狀態，因此我們才會突然覺得很疲勞與想睡覺。**話說回來，這種現象是可以透過午餐的進食方式預防的。預防的重點有兩個，第一個重點是**在吃午餐之前，先喝一到兩杯水**，如此一來腸道就會反射性地做出反應。先促進腸道的運動能在用餐時，讓副交感神經保有一定的活性，也就能避免交感神經與副交感神經的活性「突然切換」的現象。

第二個重點是細嚼慢嚥，並以「六到八分飽」為目標。細嚼慢嚥可讓副交感神經在用餐時慢慢變得活潑，而吃得少一點，能避免用餐之後，大腦血流不足的現象。如果吃得太飽，通常會精神不濟以及感到疲勞。如果真的想吃飽一點，可以先喝一到兩杯水，然後以新鮮蔬菜＋蛋白質　碳水化合物的順序進食。

午餐之後會想睡的理由

用餐之後會想睡的最大原因，在於交感神經在用餐時處於旺盛活動狀態，但用餐之後，副交感神經卻因為消化器官開始運作而突然變得活躍。

❶吃飯

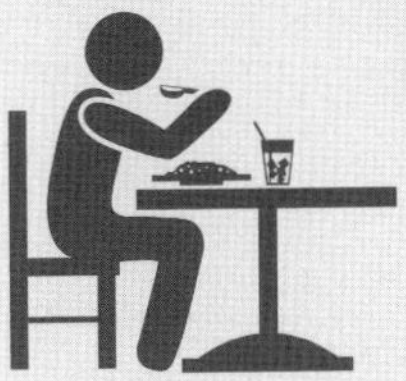

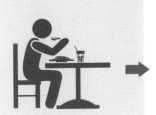

❷腸胃開始消化

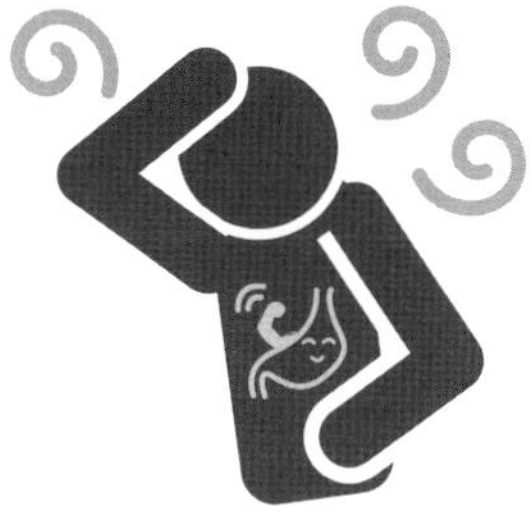

為了消化食物與吸收營養，血液往腸胃集中，流往大腦的血液減少。

❸變得想睡

腸胃開始運作後，副交感神經會突然變得很活躍（全面運作）。

如何在午餐之後抵擋睡魔

在用餐前喝水可提升副交感神經的活性，避免自律神經在用餐之後突然急速切換。將餐點的分量減至6～8成，可避免大量的血液流往消化器官，也能避免工作效率在下午的時候變差。

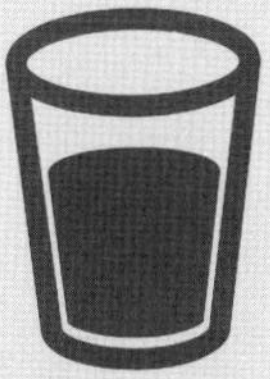

❶進食前，先喝1～2杯水。

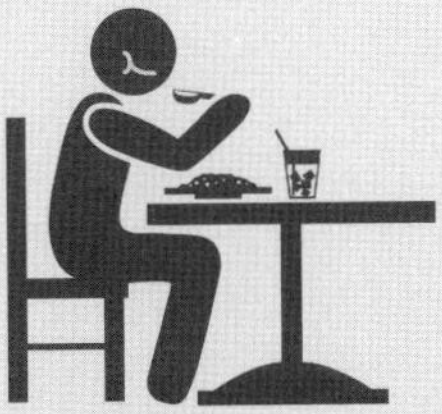

❷細嚼慢嚥之餘，將餐點的分量減至6～8成。

❶下午也精神奕奕。

晚餐要在九點前吃完

掌握「腸道的黃金時段」

晚餐的重點在於「什麼時候吃完」。建議大家餐與餐之間至少間隔五個小時，因為食物需要五個小時才能經過小腸，所以在食物還沒經過小腸之前就吃東西，就會對腸胃造成負擔。比方說，早餐七點吃的話，午餐可在中午十二點吃，晚餐則在晚上五點之後吃。或許大家會覺得，晚上五點這個時間有點太早，但晚餐是越早吃越好，最晚不要在睡覺前三小時才吃完。基本上最好是在晚上九點前吃完比較好。

用餐之後的三小時被稱為**「腸道的黃金時段」，腸胃與副交感神經在此時最為活潑，所以消化與吸收也最為旺盛**。假設晚餐結束與就寢的時間太接近，因用餐而上升的血糖值將來不及降回正常值，血糖也很容易轉換成脂肪。假設晚餐結束與就寢的時間距離不到三小時，就會形成交感神經持續活躍，睡眠品質因此下降，食物來不及消化，營養也無法輸送到細胞的惡性循環。

此外，若是在胃部囤積許多食物的狀態下躺下來，胃酸很有可能逆流至食道，造成所謂的「胃食道逆流」。為了預防失眠、肥胖與疾病，一定要記得晚餐之後的三小時，是腸道蠕動的「黃金時段」。建議大家在晚上九點之前吃完晚餐，然後洗洗澡，做做伸展操，輕鬆地享受這段時間。

晚餐最好從晚上5點開始吃

餐與餐的間隔時間要保持5～6小時，晚餐則盡可能在晚上5～9點之間吃完，才能透過晚餐保持副交感神經的協調。可以的話，務必早點吃晚餐，幫助自律神經保持規律。

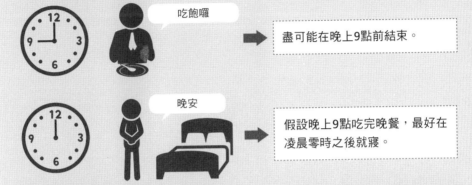

盡可能在晚上9點前結束。

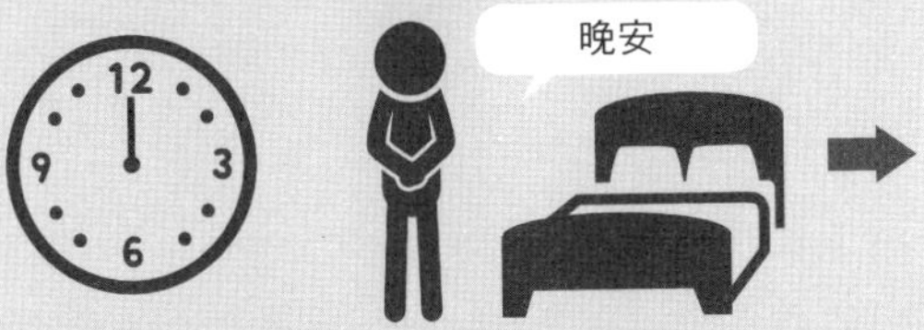

假設晚上9點吃完晚餐，最好在凌晨零時之後就寢。

在晚餐結束後的3小時內就寢，就會陷入自律神經失調的惡性循環

若在用餐結束後的3小時，也就是「腸道的黃金時段」就寢，自律神經就會失調。

在晚餐之後的3小時就寢，會出現諸多失調的症狀

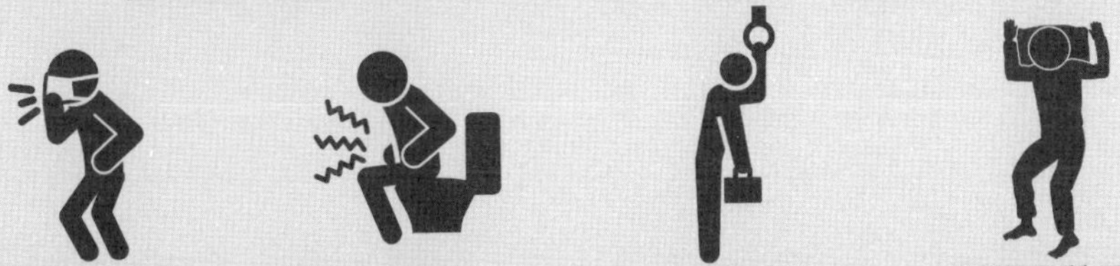

體力、免疫力下滑

腸道環境惡化

自律神經紊亂，變得容易疲勞

睡眠品質下降

其他還有…

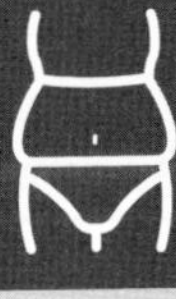

在血糖值還沒降下來的時候睡覺會變胖

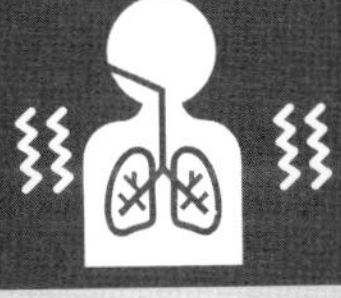

還沒消化完畢的食物會逆流， 造成胃食道逆流

利用晚餐之後的三小時，打造「優質的睡眠」

就寢前，要讓副交感神經保持活躍

何謂「優質的睡眠」？大家應該有過睡了很久，卻無法消除疲勞的經驗吧？當然也有過睡的時間很短，卻神清氣爽的經驗對吧？那麼到底該怎麼做，才能擁有「優質的睡眠」呢？答案就是怎麼度過晚餐之後的三小時。

吃晚餐的時候，交感神經會因為咀嚼以及美食而變得活躍，但用餐結束後，為了讓腸胃消化食物，副交感神經會慢慢啟動。由於副交感神經與交感神經就像是「蹺蹺板」，只要有一邊升高，另一邊就會降低，所以交感神經會於此時變得低下，身心進入放鬆的狀態。**用餐結束後，交感神經會交棒給副交感神經，而副交感神經需要三個小時才能進入完全活躍的狀態，假設在這三小時之內就寢，副交感神經就無法充分活化，那麼睡再久，也無法消除身體的疲勞。**

換言之，要提升睡眠品質，就要在「腸道黃金時段」的三小時之內放鬆心情，讓副交感神經充分活化。泡澡時，洗澡水也不能太熱，以免交感神經過於活躍。此外，睡覺前，盡可能放慢動作，也不要玩手機或是讓房間的燈光太亮，以免腦袋停不下來。若能注意上述事項，自然就能一覺到天亮。

在晚餐結束後的3個小時內，等待副交感神經變得活躍

晚餐結束後的3小時行程	假設自律神經是蹺蹺板的話……
1 吃飽了	

PM9:00

用餐時，交感神經會一口氣變得活躍，身體也會處於亢奮的狀態。

2 放鬆心情

PM10:00

用餐結束後，交感神經會交棒給副交感神經，腸胃也開始消化食物。

3 泡澡

PM11:00

在睡覺前泡澡能有效穩定自律神經，39～40度的洗澡水能讓副交感神經更加活躍。

4 睡覺

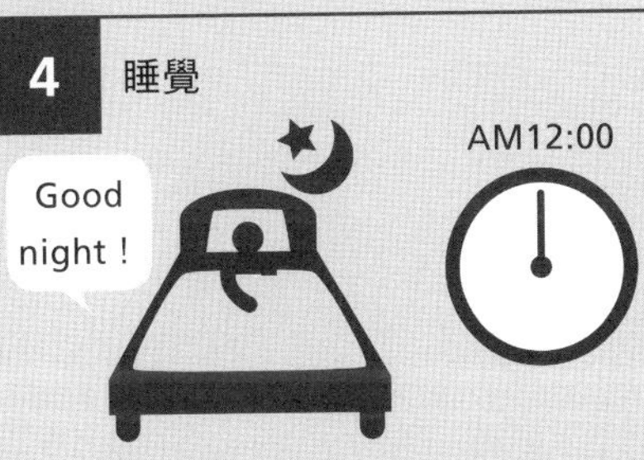
Good night！
AM12:00

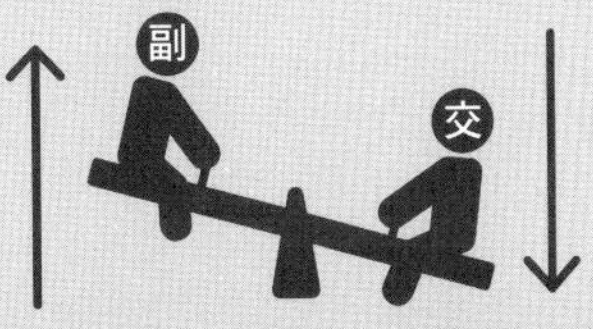

用餐結束後的3個小時是腸胃消化食物的時間。在副交感神經最為活躍的時間點睡覺，就能擁有優質的睡眠。

利用巧克力與堅果消除疲勞與促進血液循環

適時吃點零食對腸道有益

在正餐與正餐之間吃點零食絕非壞習慣，因為**時不時地吃點東西，能讓副交感神經全面提升，讓腸道在一整天都順利蠕動**。本書最推薦的零食就是巧克力與堅果。**許多人以為吃巧克力容易發胖，但巧克力可是含有各種營養的「完全營養品」**。

尤其主原料的可可對於促進血液循環特別有效。例如具有抗氧化效果的可可多酚能強化血管，預防動脈硬化；可可脂的油酸能抑制膽固醇形成，進而預防慢性病。可可也含有許多膳食纖維以及人體容易缺乏的礦物質，能促進血液循環的鎂與鋅尤其豐富。巧克力還含有能穩定心情的可可鹼，這種成分可活化副交感神經，消除煩躁與大腦的疲勞。

此外，杏仁、**核桃與其他的堅果，除了富含維生素、礦物質與膳食纖維，還有豐富的Omega-3脂肪酸，能有效預防壞醇固醇形成與肥胖**。

在工作很累或覺得有點餓的時候，要盡可能避開那些高熱量、油脂與糖分含量很高的零食，改吃巧克力或堅果，可可含量較高的巧克力以及無鹽、無油的烤堅果，則是更好的選擇。

巧克力是完全營養品

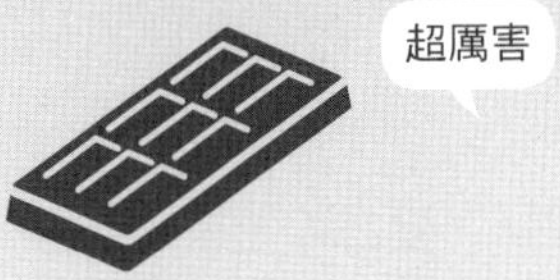

巧克力主原料「可可」的效果

可可多酚：具有抗氧化效果，能強化血管，預防動脈硬化。

可可脂：含有油酸，能抑制膽固醇形成。

膳食纖維：讓腸道保持健康。

可可鹼：穩定神經，消除煩躁與大腦疲勞。

另外也含有豐富的鎂、鋅等礦物質

最適合當零食的堅果與巧克力可讓腦袋變得清醒

杏仁、核桃這類堅果可說是富含維生素與礦物質的寶庫，而且膳食纖維也很豐富，與可可一樣，都能調整腸道環境。此外，含量極高的Omega-3脂肪酸也能預防壞膽固醇形成、生活習慣病與肥胖。

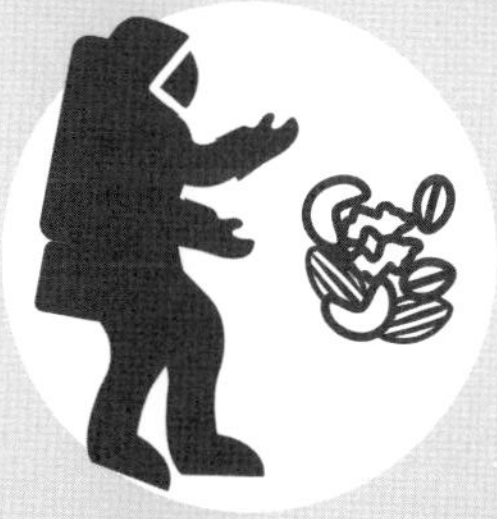

最知名的例子，就是太空人為了讓身心充分發揮潛力，而積極攝取核桃。

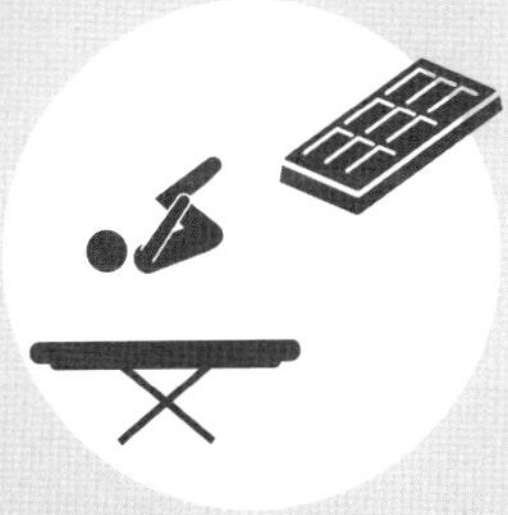

許多運動員都會透過食用巧克力，來提升集中力與運動表現。

建議大家在工作或讀書的時候，吃點巧克力或核桃。如果是可可含量較高的巧克力，還能進一步吸收可可的營養。

嚼口香糖能讓我們保持平常心與活化大腦

咀嚼有許多效果

一如前述，細嚼慢嚥能活化大腦，而且咀嚼的節奏以及臉部表情肌的放鬆，都能提升副交感神經的活性與穩定自律神經。換言之，咀嚼不僅能活化大腦，還能穩定心情，讓我們保有平常心，這也是大聯盟的棒球選手常嚼口香糖的理由。讓人覺得不可思議的是，在大型會議之前嚼口香糖，往往能撫平情緒，而且當我們覺得很煩、快要發脾氣的時候，吃口香糖也能讓我們恢復平靜，身心的表現也會因此提升。

其實最近的實驗與研究都證明了這點。這項口香糖實驗發現，**嚼口香糖能促進大腦的血液循環，小腦與額葉這類大腦控制運動的區域，也能增加百分之十到四十的血液循環。**在自律神經方面，**嚼口香糖能增加深層睡眠與瞑想時才會出現的大腦α波。一般認為，這些效果都是因為副交感神經活化，身心徹底放鬆才會出現。**

順帶一提，嚼口香糖除了能活化大腦，撫平心情，還有許多效果。例如可預防隨著老化出現的牙周病，因為咀嚼可促進齒槽骨髓的血液循環。此外，咀嚼時，咀嚼肌會促進大腦分泌分解內臟脂肪的「組織胺」，預防代謝症候群。

大聯盟的棒球選手常嚼口香糖的理由

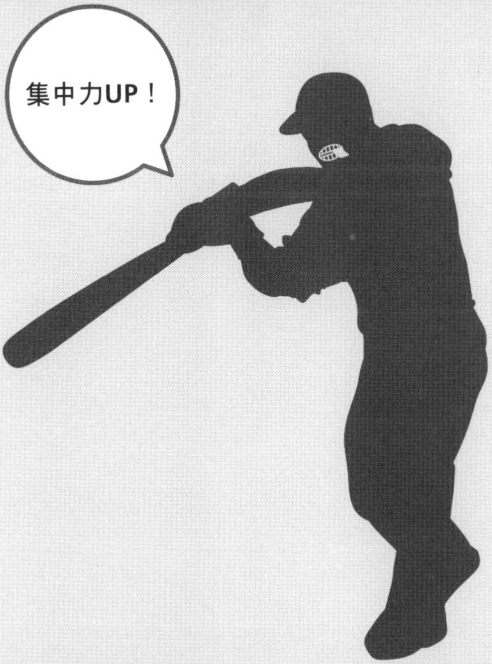

大聯盟的棒球選手之所以常嚼口香糖，都是為了保持平常心與活化大腦。

嚼口香糖可活化副交感神經與促進大腦的血液循環，所以除了運動之外，想在簡報或其他重要場合提升專注度的時候，記得在開始之前先嚼口香糖。

口香糖能預防隨著老化出現的牙周病

最近牙周病被認為是牙齒掉落與造成其他疾病的元凶之一。這種疾病是由於顎部的齒槽骨髓被汙染的血液所囤積而形成的。目前已知的是，嚼口香糖能促進齒槽骨髓的血液循環，避免被汙染的血液囤積，進而預防牙周病。

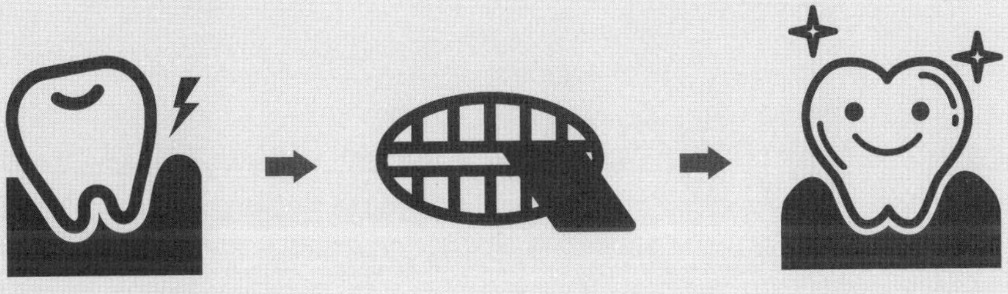

熱咖啡能促進腸道分泌幸福物質？

能有效緩解壓力與促進血液循環

一杯熱咖啡，就能消除身心疲勞，穩定自律神經。早上醒來喝杯熱咖啡，咖啡因會活化交感神經，一掃睡意。當交感神經變得活躍，心情也會跟著振奮，長期累積的壓力也將得到紓緩。心情低落時，熱咖啡也是一劑提振士氣的良藥。

不過咖啡的效果可不只有咖啡因而已。**咖啡除了具有擴張末梢血管、抗氧化以及其他促進血液循環的效果之外，還能促進大腸蠕動，解決便祕問題，也能有效改善腸道環境。特別值得一提的是，咖啡能促進腸道分泌被喻為幸福物質的血清素與多巴胺**。這點除了已得到哈佛大學的研究證實之外，該大學的調查也指出，咖啡愛好者是憂鬱症患者的比例較低，一天喝二到四杯咖啡的話，不管男性還是女性，自殺率都會減半。

不過，凡事都有限度，咖啡也不是喝越多越好。根據芬蘭的調查，一天若喝到八到九杯，自殺風險反而會增加，而且過度攝取咖啡因，也可能導致自律神經失調，因此一天不要喝超過二到四杯，而且不要喝冰咖啡，而是喝熱咖啡。此外，不要在睡覺前三小時喝，並且盡可能在白天的活動時期喝。

一天2～4杯的咖啡有益健康

咖啡富含咖啡因與多酚之一的綠原酸，而這類物質對腸道與自律神經都大有裨益。建議大家選擇能溫暖腸道的熱咖啡，一邊放鬆心情，一邊享受咖啡帶來的各種好處。

咖啡因

- 活化交感神經，趕走睡意
- 紓解壓力
- 提振士氣，放鬆心情
- 促進血清素與多巴胺的分泌，強化「抗憂鬱」的效果
- 擴張末梢血管

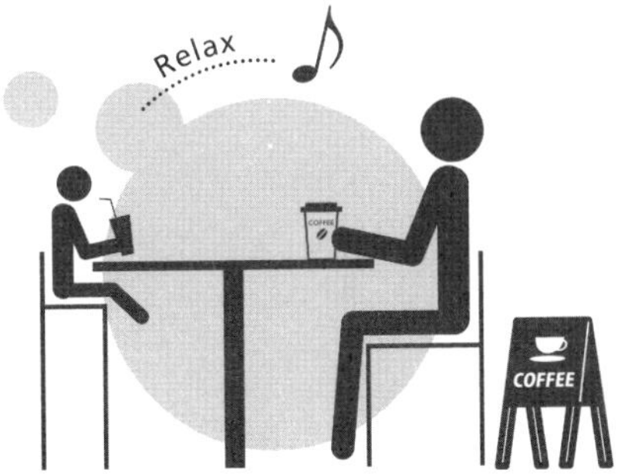

就是因為忙碌，
才要來杯咖啡，休息一下

綠原酸（多酚的一種）

- 具有抗氧化效果與促進血液循環的效果

其他還有……

刺激大腸蠕動

- 解決便祕，改善腸道環境與促進全身的血液循環

咖啡的香氣

- 有放鬆效果

column

增加腸道好菌的最強細菌是誰？

腸道好菌最愛吃的菌，就是乳酸菌與比菲德氏菌。
能讓我們輕鬆攝取這些菌的食物，就是優格。宣稱能讓「活的◯◯菌送到腸道」的商品固然很棒，但其實一般的優格也有一定的效果，因為就算是死的菌，也能作為腸道好菌的糧食。許多優格都會添加不同的益菌，效果也是因人而異，所以請務必連續2週或1個月攝取同一種益菌（同樣商品）。

A菌　B菌　C菌

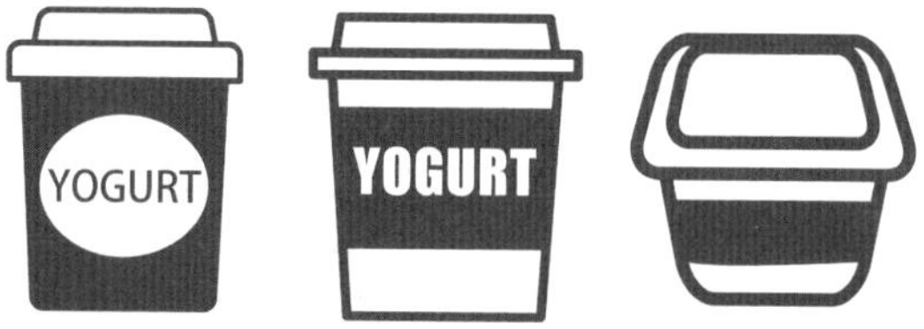

可一併攝取的食物

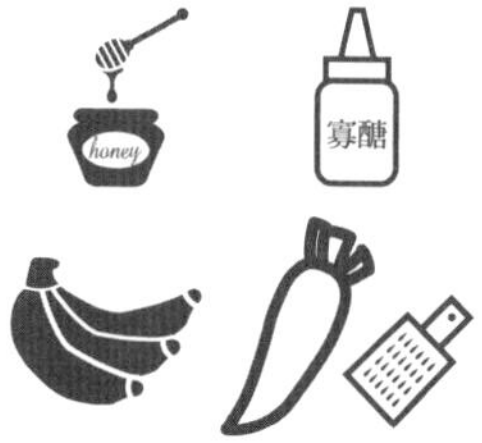

連吃兩週後，大便變成香蕉狀，肌膚變得有光澤或是比較不容易疲勞，甚至比較容易入眠的話，代表這個益菌很適合你。

除了優格之外，發酵食品的納豆、味噌或是利用麴菌製作的各式料理、食品都含有乳酸菌。每天攝取可打造壞菌不易增生的腸道環境。

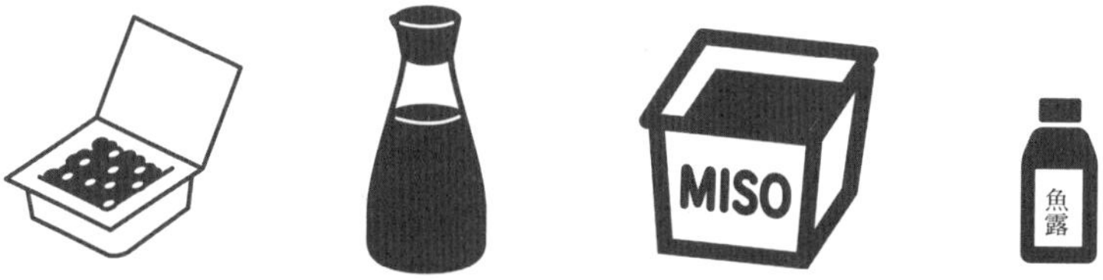

納豆　醬油　味噌　魚露

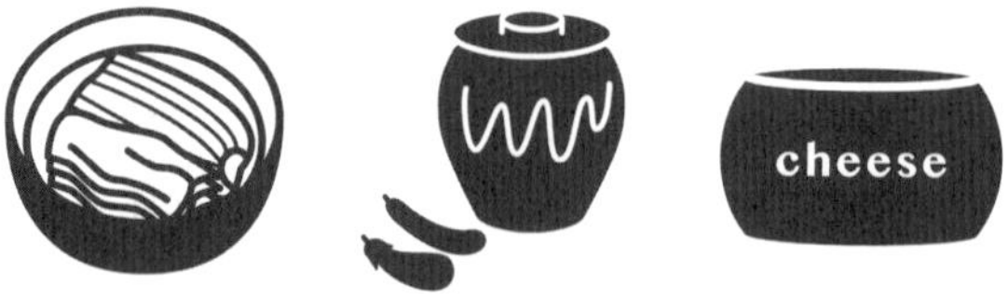

泡菜　醬菜　天然起司

第4章

調整自律神經的心理狀態

培養不受他人意見左右的精神力

「別人是別人，自己是自己」是幸福的關鍵

工作壓力、養兒育女、照護老人這類精神壓力都是擾亂自律神經的元凶。**在各種壓力之中，最避無可避的莫過於來自人際關係的壓力。當別人與自己的期待不同時，我們會氣得牙癢癢的，有時看到比自己優秀的人會自卑，這些都是會侵蝕我們內心的壓力，也是讓自律神經失調的原因。**這種來自人際關係的壓力無法憑一己之力解決，所以常讓我們煩惱不已。

要想擺脫這類壓力，就要時時提醒自己「別人是別人，自己是自己」，換言之，要讓自己擁有不隨波逐流的價值觀。

話說回來，要完全不在意別人的眼光或是不感到自卑，不是件容易的事，再怎麼提醒自己，還是會在意別人的眼光與一舉一動，這乃是人之常情，**因此我們該做的不是「不在意」，而是「隨它去」，也就是讓自己抽離，以第三者的角度看待別人的評價或眼光。**一切以穩定自律神經為優先，那些會讓心情變糟的社群網路資訊，能不看就不看，這樣才能培養強韌的精神力，找到通往幸福的捷徑。

來自人際關係的壓力很容易造成自律神經失調

心情煩躁時，交感神經會變得活躍，導致血液循環變慢，大腦無法得到足夠的血液，思考能力也因此下滑，情緒也容易失控。

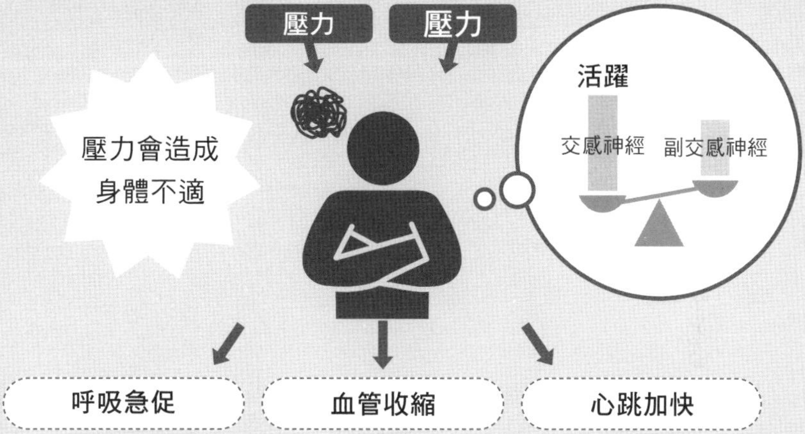

擁有難以撼動的核心價值觀

擁有屬於自己的核心價值觀，就比較不會人云亦云、隨波逐流，壓力也會比較少。

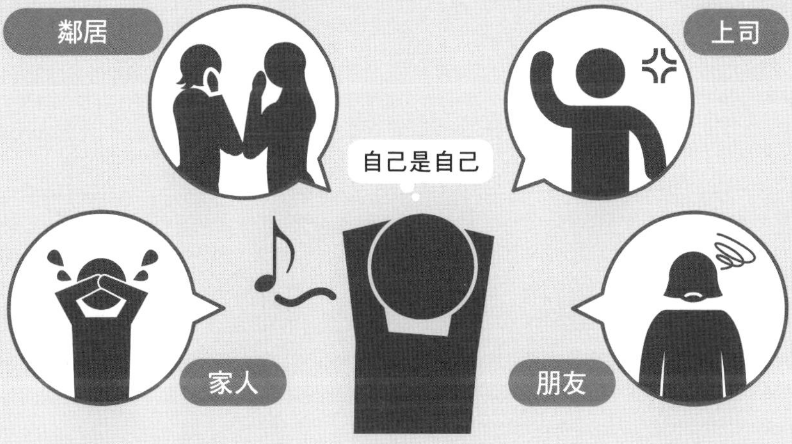

自律神經的失調是會傳染的

自律神經失調也會對職場與家庭造成影響

自律神經若能保持平衡，對自己好，對身邊的人也好。

最明顯的例子就是運動選手了。有時光是換一名選手上場就能改變整個戰局。這類選手的自律神經通常很穩定，也能隨時保持高度的專注力與冷靜，所以能讓整個隊伍變得不那麼緊繃，藉此扭轉頹勢。

職場上也有相同的例子。在推動非常重要的專案時，團隊成員的自律神經往往會因為巨大的壓力而失調。**假設此時團隊裡面有位自律神經非常穩定的人，他的從容與鼓勵都能穩住整個團隊的陣腳**，緩和眾人緊繃的情緒，強化團隊的團結，讓專案邁向成功。

上述的情況也常見於家庭。當父母親的自律神經很穩定，小孩的自律神經也會跟著穩定，反之，當媽媽覺得自己帶小孩帶得不好，或是爸爸把工作壓力帶回家，小朋友的自律神經也會跟著失調，出現身心不適的症狀。假設以凡事求快的態度面對小孩，只會過度刺激孩子的自律神經，孩子也會因為變得毛毛躁躁，所以大人面對小孩的時候應該放慢節奏，讓孩子的自律神經得以保持穩定。

自律神經也會對周遭的人造成影響

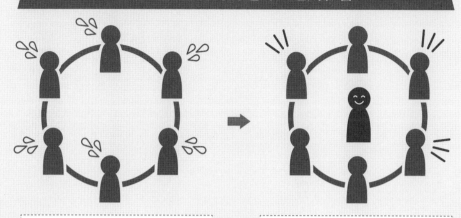

一個人神經兮兮，周圍的人也會跟著緊張，整個職場也會籠罩著低氣壓。

此時光是一個自律神經協調的人加進來，就能斬斷上述的惡性循環。

催促孩子只會適得其反

假設總是要求孩子「早點準備好」、「早點吃完飯」，反而無法激發孩子的潛力。父母親的自律神經若是失調，孩子的自律神經也會跟著失調，無法提早做好準備。

孩子自己也很焦慮

↓

父母親的焦慮傳染給小孩之後，小孩的自律神經就會失調，無法發揮應有的實力

↓

假設此時還被父母親要求「快一點啦」，自律神經就會更紊亂

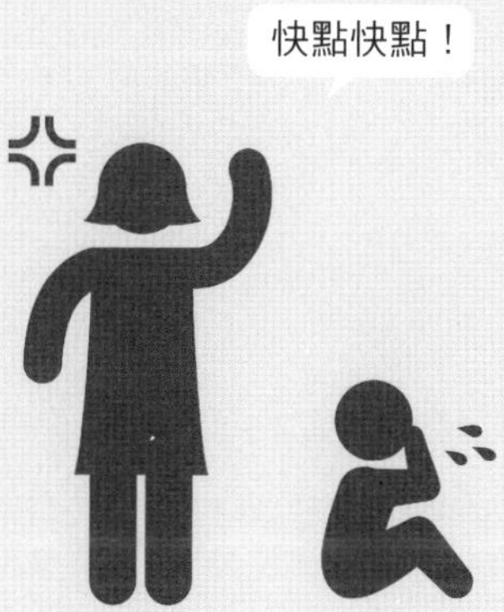

緩和上台演講或報告的緊張

先決定專屬自己的儀式

我們常看到網球選手發球前或是足球選手踢球前，都會有一些固定的動作或步驟，而這些動作與步驟都是調整自律神經的儀式。**重覆平常練習的動作能排除壓力與雜念，以平常心發揮水準。**對一般人而言，調整心理狀態的儀式也很有幫助。如果遇到容易緊張的情況，或是心緒不寧，想要恢復平常心的時候，不妨執行這個儀式，讓自律神經恢復平衡。

深呼吸的確是能讓自己冷靜的方法之一，但滿腦子想著「要趕快深呼吸不可」，反而會造成壓力。如果真的很緊張，建議大家把注意力放在與當下無關的事情上。比方說，在準備上台簡報之前，可找找看房間的時鐘掛在哪裡，也看看時鐘的設計與裡面的數字。將注意力放在「看時鐘」這個動作上，就能暫時忘記擾亂自律神經的原因，心跳與呼吸會變慢，自律神經也會跟著穩定下來。如果能熟悉這個流程，之後就能以「看時鐘」這個儀式緩和緊張的情緒，也能更沉著地面對重要的簡報與會議。**非常建議大家為自己設計一套恢復冷靜的儀式，讓自己隨時都能面對自律神經失調的情況。**

讓自己恢復平靜的儀式

若能有一套「在煩躁的時候執行的儀式」，就能在遇到意料之外的時候，保持內心的平靜。

建議的儀式

深呼吸

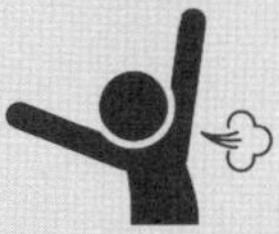

覺得很煩，「自律神經似乎快要失調」時，記得先深呼吸。這個儀式不需要額外的道具，所以想執行就能執行。

喝咖啡

咖啡的咖啡因能讓交感神經變得活潑與趕走睡意，還能紓緩壓力。

喝水

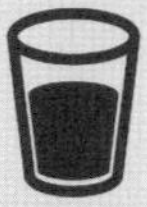

情緒太過亢奮時，建議先喝杯水，刺激一下腸胃，提升副交感神經的活性。

向上看

光是挺直背部向上看，呼吸就能變得深。玩手機這種彎腰的動作則是讓呼吸變淺的原因之一。

每天自我暗示

每天告訴自己「今天要注意某件事」，就能緩解突發事件引起的不安。

面對緊張的方法

攤開掌心

心情緊繃時，身體也會變得僵硬，尤其拇指會特別用力，所以可試著張開拇指放鬆。

看看時鐘的設計，數數有幾個人戴眼鏡

注意時鐘的製造商或形狀，或是看看現場有幾個人戴眼鏡，能暫時忘掉焦慮的心情，呼吸也會跟著穩定。

思考下一件事就會變得不安

按部就班完成當下該做的事

假設該做的事情有很多，很常會陷入「千頭萬緒」的焦慮。**焦慮會引起自律神經失調，也會在身體與心裡留下傷害。為了避免這類情況發生，請記得重新檢視哪些是該做的事情，接著將注意力放在「當下」最該優先處理的事情，一步步完成所有事情。在處理手上的事情時，絕不思考下件事，就能避免自己陷入恐慌，冷靜地面對事物。**

具體的做法就是先在萬用手帳或記事本寫出今天要做的事。假設今天該做的事情有很多，可想到什麼就寫下什麼，再替這些事情排出優先順序。如此一來就能知道現在該做什麼，也能更有效率地完成這些事。列出的事情可小可大，但重點在於按著順序，專心解決每件事。一旦事情一件件地被解決，自信與成就感就會油然而生，自律神經也將跟著穩定下來。

順帶一提，大腦最為活化的時段是早上，需要創意或企劃能力的作業，最好擺在這段時間做。交感神經的活性開始下降的下午，則比較適合做那些不需動腦也能完成的重複性作業。

按部就班解決每件該做的事情

（例）

打電話給牙醫

⬇

尋找店家，找出候補

⬇

談生意的準備

⋮

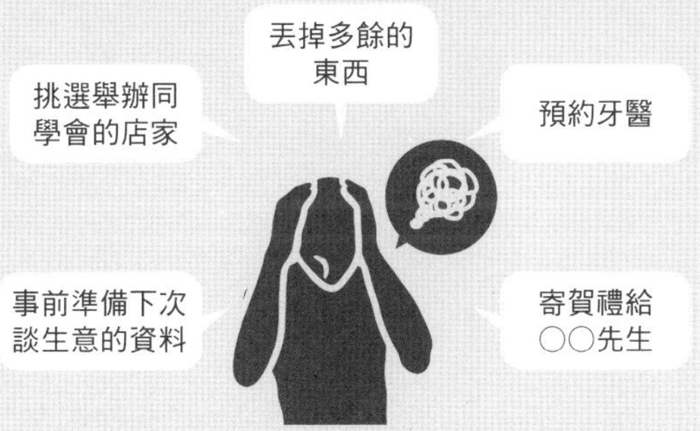
丟掉多餘的
東西
挑選舉辦同
學會的店家
預約牙醫
事前準備下次
談生意的資料
寄賀禮給
○○先生

不管工作還是私生活，都會有很多要做的事，如果所有事情同時擠進腦海裡，自律神經就很可能失調。建議大家把注意力放在當下該做的事情。

清空思緒，是順利解決事情的重點

重要的事情選在早上完成

大腦活性最高的時段是早上，需要思考或創意的事情若放在早上做，能比較專心完成。反之，那些不太需要動腦也能完成的事情，最好放在下午做。

先列出要做的事，再排出優先順序

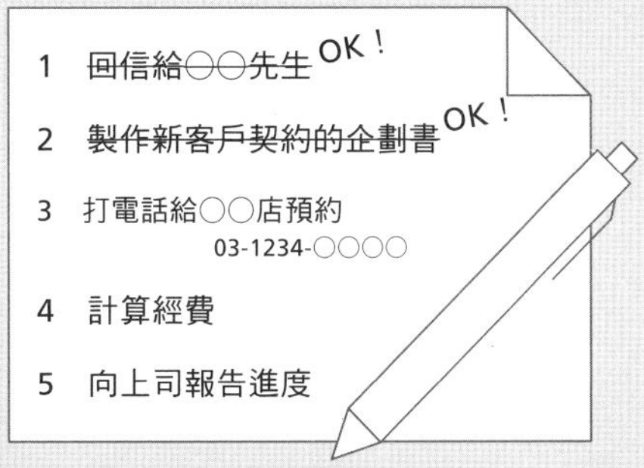

1 回信給○○先生 OK！
2 製作新客戶契約的企劃書 OK！
3 打電話給○○店預約

4 計算經費
5 向上司報告進度

被很多該做的事情追著跑的時候，可先將想到的事情寫下來，接著替這些事情編號，自然而然就會知道該從哪件事開始做，事情也會比較快完成。若能在一件事做好後就刪掉這件事，也會比較有成就感。

嘆氣也沒關係！

嘆氣能讓身體自行復原與煥然一新

一如「嘆氣會趕跑福神」這句話，大部分的人對於嘆氣都抱持著負面印象，但就自律神經的層面來看，嘆氣對身體有許多好處。

當我們遇到很多煩惱或是不知該怎麼進行下去的事情時，我們就會想嘆氣，這時候身體通常是緊繃的，吸呼也很急促，血管持續收縮，自律神經也失調。這時候若能又緩又長地「呼～」地嘆氣，可讓呼吸變得又緩又長，血液循環也會變好，氧氣的供給量也會增加，副交感神經同時會變得活躍。換言之，嘆息能讓身心煥然一新。如果強迫自己忍住嘆息，血液循環會變糟，頭痛、肩膀僵硬以及其他生理不適的症狀都很有可能會出現。

今後若是因為工作或家事而想嘆氣，就把嘆氣看成重設身心、重掌幸福的機會，然後盡情地嘆氣吧。

由此可知，**要調整自律神經，呼吸就要又緩又深**。若覺得自律神經快要失調，很建議大家試著「冥想」，將注意力放在周而復始的呼吸上。請大家先找個安靜的場所，然後閉上眼睛，挺直後背，實踐第二章介紹的「1：2」呼吸法。慢慢地，雜念就會消失，紊亂的內心也會跟著恢復平靜。

嘆息有益健康的理由

呼吸停止

↓

自律神經紊亂

↓

血液循環變糟

若是忍住嘆息，身體就會一直缺乏氧氣，手腳的細胞、大腦、內臟就無法得到足夠的氧氣，血液循環也會慢慢變差，全身的效能也會跟著下降。

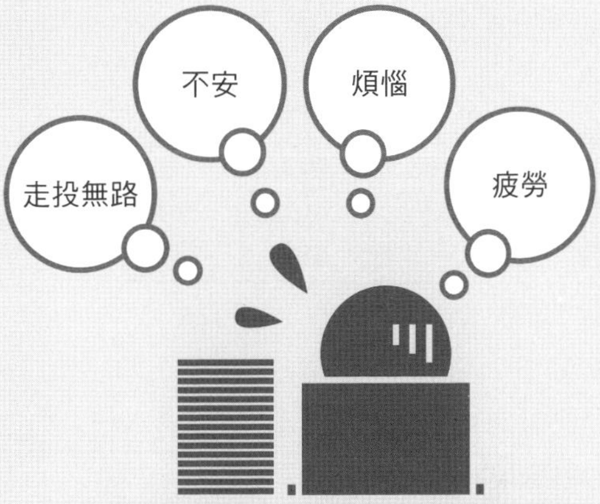

就醫學而言，忍住嘆息是不對的！

↓

深深嘆息

↓

血液循環變快

↓

副交感神經的活性提升

壓力與疲勞往往會讓血液循環變差，但是當我們又緩又長地吐氣，就能加速血液循環，提升副交感神經的活性，身心也將煥然一新。

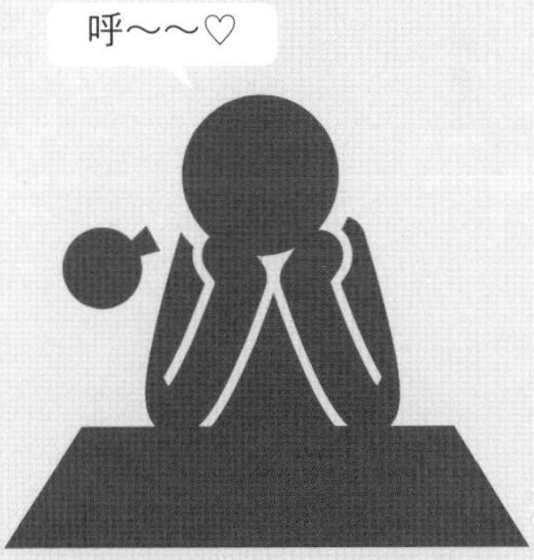

享受又緩又長的嘆息

聆聽大腦覺得舒適的音樂

從音樂得到的快感能調節自律神經

「音樂」也有調整自律神經的效果。人類的大腦本來就內建了從音樂感受「快感」的程式。聽到雄壯的樂曲而大受感動，或是聽到輕快的節奏，身體就跟著搖擺，都證明我們擁有透過音樂追求快感的本能。

舒適的音樂能幫助自律神經保持協調。聽優質的音樂能緩解身心緊張，提升副交感神經的活性。那麼，哪種音樂才能幫助自律神經保持協調呢？

首先是節奏保持固定的音樂。**節奏是快是慢都可以，重點在於要保持固定，才能讓自律神經保持穩定**。能產生α波的聲波音樂雖然可放鬆心情，卻無助於調節自律神經。若想消除一整天的疲勞，聽一些節奏固定的搖滾樂，可讓自律神經保持平衡，身心也能變得煥然一新。除了節奏之外，音階變化不那麼激烈的曲子，也比較能穩定自律神經。

建議選擇長度在四到五分鐘左右，不需專心聽的曲子。最重要的是，要選擇自己喜歡而且能夠放鬆的音樂，因為這種音樂可是調節自律神經的特效藥。

大腦本來就能從音樂感受「快感」

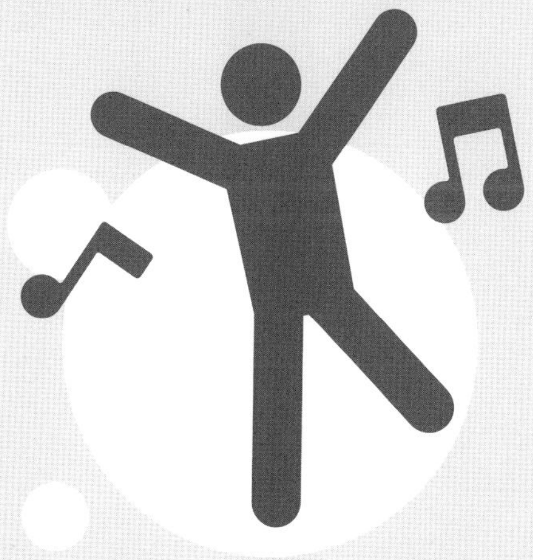

要想擺脫煩躁，聽音樂是很推薦的方法。主掌自律神經的「下視丘」會在接收外部刺激之後變得活躍，如果這類外部刺激是音樂的話，就更能活化自律神經。人類的大腦本來就有從音樂感受「快感」的能力，所以聽音樂能調節自律神經，以及讓我們變得更正面樂觀。

提高副交感神經活性的音樂

優質音樂的重點

- 節奏固定
- 音階變化較少
- 長度介於4～5分鐘（可自然聽完的長度）

× 節奏過於急促的曲子

△ 治癒身心的聲波音樂

○ 喜歡的搖滾樂

節奏過於緊湊的曲子雖然能振奮心情，但如果硬逼自己聽這種音樂，自律神經反而會變得紊亂。比起消除疲勞的治癒系音樂，節奏固定的搖滾樂反而更能穩定自律神經。

隨時保持笑容，內心就得以平靜

笑容是自律神經和免疫力的強力夥伴

痛苦與悲傷的意外常讓人失去原有的笑容，但如果就此封閉自己，自律神經就會失調，身心也將一點一滴地被侵蝕，但就是在這種時候，更要讓自己保持笑容，因為笑容是讓自律神經恢復正常，身心也重新充滿活力的關鍵。話說回來，這笑容不一定非得是發自內心，假笑也有效，請大家務必試著讓自己保持笑容。**嘴角上揚能緩解臉部肌肉，改善血液循環與神經傳導，調整自律神經的平衡，換言之，笑容有讓身心放鬆的功效**。

此外，**最近的研究發現，「笑」有助於提升免疫力**。在人體免疫系統擔任要角的，是稱為自然殺手細胞（ＮＫ細胞）的淋巴球，破壞病毒、細菌這類病原體以及體內的癌細胞，就是這種ＮＫ細胞的任務之一。某個實驗曾經證實，大笑可活化這種ＮＫ細胞。這個實驗請癌症病患觀賞相聲，並在這些癌症患者大笑之後，調查ＮＫ細胞的數量，發現ＮＫ細胞的數量遠比看相聲之前來得多，所以要想守護身心的健康，就要記得隨時保持笑容與幽默感。

笑口常開的好處

笑容可調整自律神經的平衡，讓身心保持健康，大腦也會因此活化，進而預防失智症，還能讓自然殺手細胞（NK細胞）的數量增加，藉此提升免疫力與預防癌症，所以才會出現「笑口常開，健康常在」這句俗語。

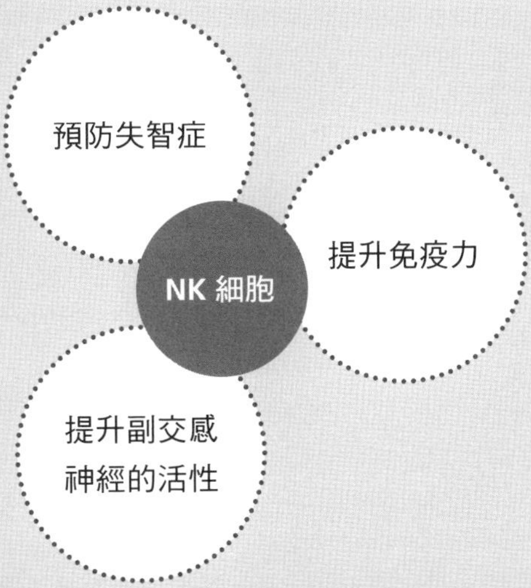
預防失智症
NK 細胞
提升免疫力
提升副交感
神經的活性

隨時保持笑容的優點

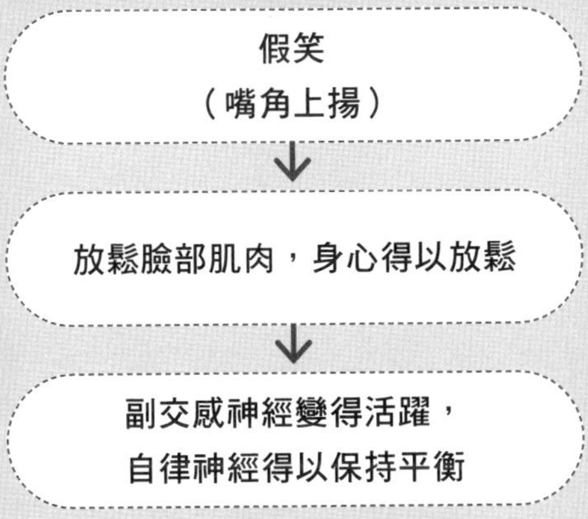

曾有資料指出，有意識地提高嘴角與做出笑容，能提升副交感神經的活性。就算不是發自內心地笑，只要稍微讓嘴角上揚，就有相同的效果。反之生氣、煩躁都會讓自律神經失調，血管也會因此受傷，加速老化的速度。

一天收拾一個角落，能讓心靈變得平靜

亂七八糟的房間會造成壓力

壓力不一定只從工作或人際關係的糾紛而來。亂七八糟的房間以及到處都是汙漬的廚房或浴室，這些惡劣的生活環境都會造成壓力，讓自律神經變得紊亂。若想保持身心清爽，就要記得維護生活環境的整潔，讓自己住得更舒適自在。

此外，「打掃」這個行為也有調整自律神經的效果。大家應該有過看到原本堆成一堆的東西物歸原位，或是原本髒兮兮的東西變得閃亮亮，讓心情瞬間放晴的經驗吧？希望大家每天都能整理雜物與打掃，讓這些事成為調整自律神經的開關。

不過，再怎麼想整理雜物，也不能毫無章法地整理，否則只會適得其反，交感神經因此過於活躍，自律神經也會跟著失調。**建議大家一天針對一處收拾，比方說，一天只整理一層抽屜或是一排書架，盡可能細分區域，別逼自己一次整理一大片區塊，時間也盡可能不要超過三十分鐘，否則注意力就會渙散，也會因為一直整理不完而感到煩躁，**原本很穩定的自律神經也將因此變得紊亂。請務必遵守「一天整理一處，每次打掃不超過三十分鐘」的規則，讓自己在保持神清氣爽的心情下收拾雜物。

整理雜物能讓自律神經保持穩定

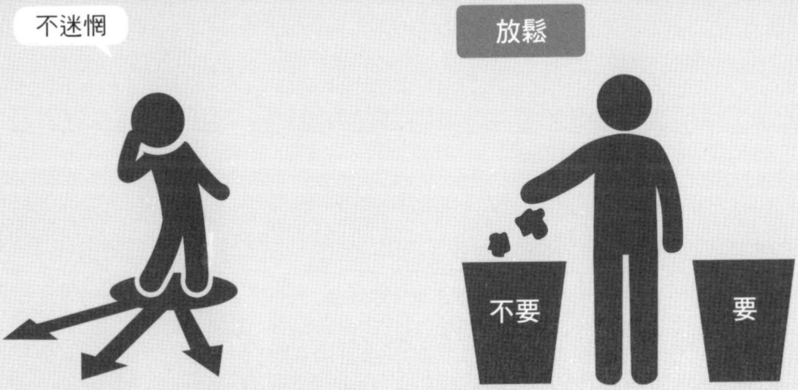

報廢多餘的東西，讓環境變得整潔，心情會跟著平靜，也不會陷入迷惘，而且打掃有提升副交感神經活性與放鬆心情的效果。

理想的打掃方法

整理衣櫃

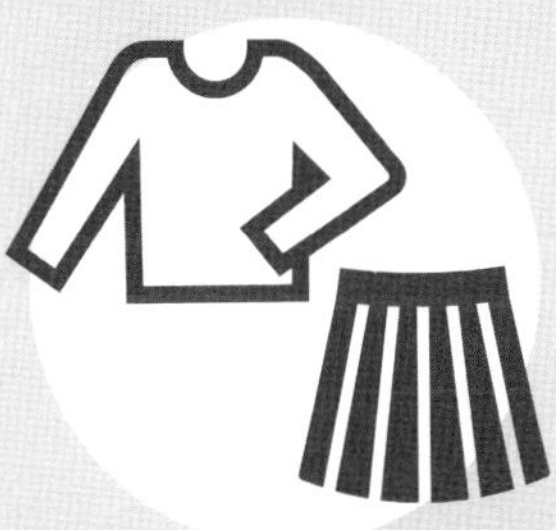

每天早上從整理衣櫃開始。只留下必要的東西，每天早上就不會匆匆忙忙的，身心也會更加充實。

30分鐘之內

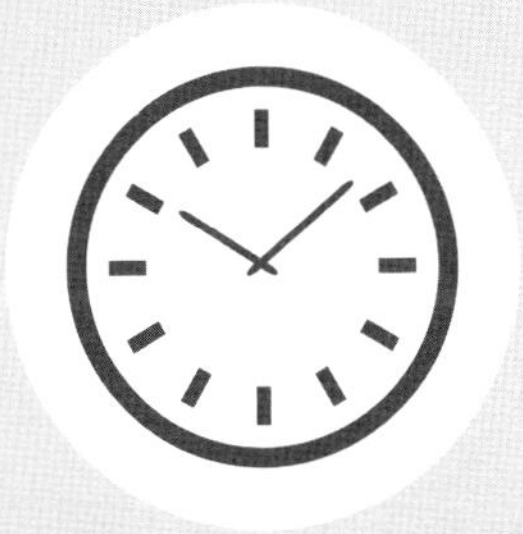

「專注力下降時」、「工作結束時」，在這些時候打掃特別有效果。如果沒有任何計畫，突然開始打掃，自律神經就會失調。

1天打掃1處

如果硬要1次打掃完畢，自律神經很可能會因此失調，最好每次只打掃「最下層的抽屜」、「書櫃的某一層」這類地方，不要想1次全部打掃完畢。

column

快要過度換氣時的對策

透過輕拍自己撫平內心的焦慮

覺得喘不過氣或快要過度氣時，可試著利用食指、中指與無名指，以固定的節奏拍拍手背或臉頰。

手背

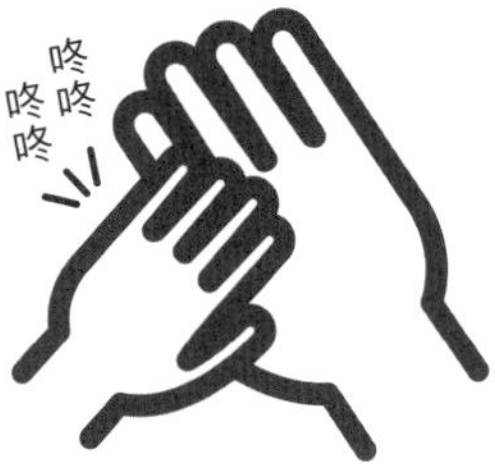

臉

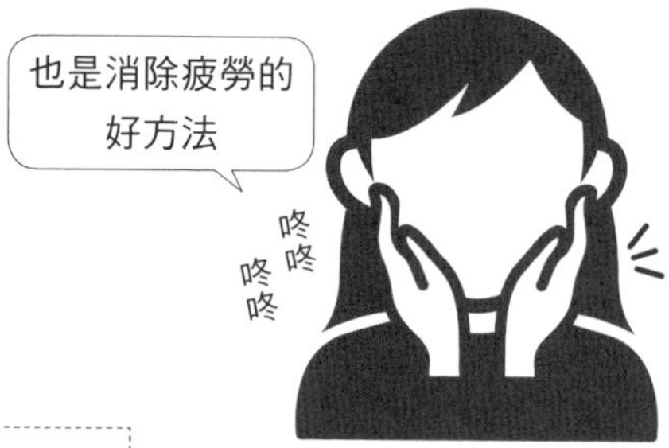

NG
不太推薦常見的紙袋法（將紙袋罩在嘴巴呼吸的方法）。

＼ 這時候也適用！ ／

身體緊繃或想紓緩疲勞時

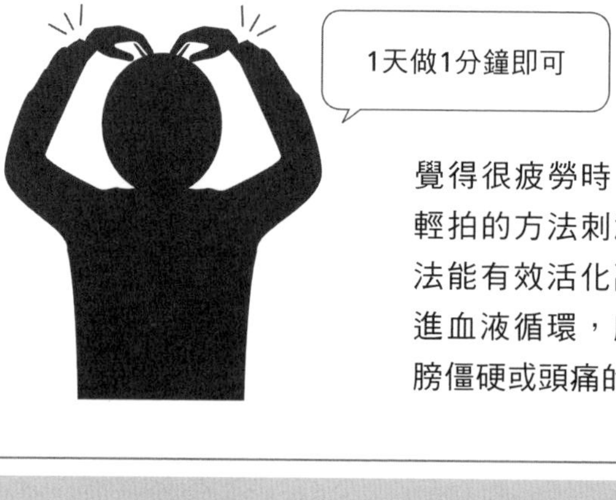

覺得很疲勞時，也可利用上述輕拍的方法刺激大腦。這種方法能有效活化副交感神經與促進血液循環，所以很適合常肩膀僵硬或頭痛的人。

第5章

調節自律神經的運動

運動是調節自律神經的好方法

透過適量的運動，促進血液循環

要調整自律神經就少不了運動。長時間坐在辦公桌前，血液循環當然會變差。對自律神經而言，血液循環變差可是天敵！**當血液循環變慢，營養無法傳送至每個細胞，身體就會出現各種不適症狀，嚴重的話甚至會導致自律神經失調。**

能斬斷這種惡性循環的方法就是運動。例如趁著工作空檔深蹲二十次，**就能有效改善血液循環，自律神經也會保持平穩。**也建議早晚各做一次伸展操。起床時，身體還沒完全舒展，可簡單地做個三到五分鐘的伸展操。睡覺前也可做伸展操，讓身體的疲勞與僵硬得以釋放。不需要特別去健身房訓練，只要在家做做深蹲或是伸展操，每天讓身體動一動就夠了。

此外，稍微調整一下生活習慣，就能有效促進血液循環。例如不搭手扶梯或電梯，改走樓梯；或是走路時，提醒自己抬頭挺胸，保持理想姿勢。光是如此改善生活習慣，就足以改善血液循環。當血液循環變好，就能解決肩膀僵硬、頭痛、手腳冰冷、小腿浮腫這些毛病，也能提升基礎代謝率與內臟機能，進而改善身體各種不適症狀。適量的運動也能讓我們保持心情愉悅，促進心理衛生。

養成平日運動的習慣

Bad
等好久啊
Bad
Good!

若問哪些是能在日常生活實踐的運動，那當然非爬樓梯莫屬了。建議大家盡可能以爬樓梯代替搭電梯，光是這樣就算運動了。

以理想的姿勢走路可調節自律神經

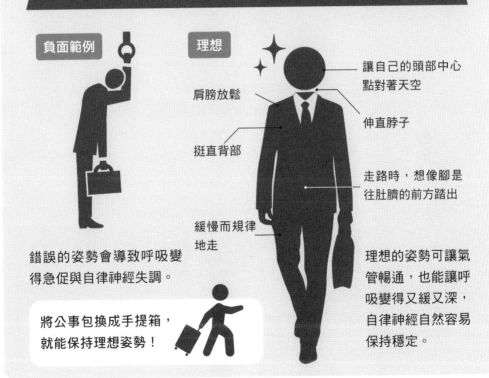

負面範例

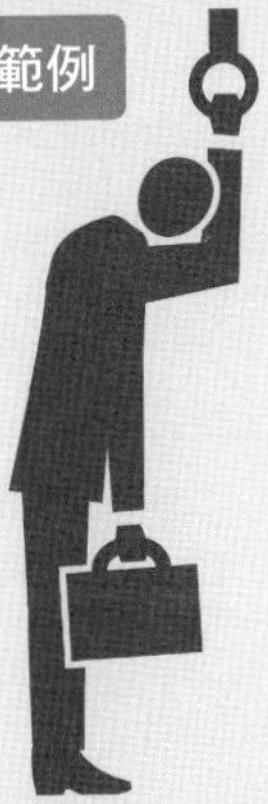

錯誤的姿勢會導致呼吸變得急促與自律神經失調。

理想

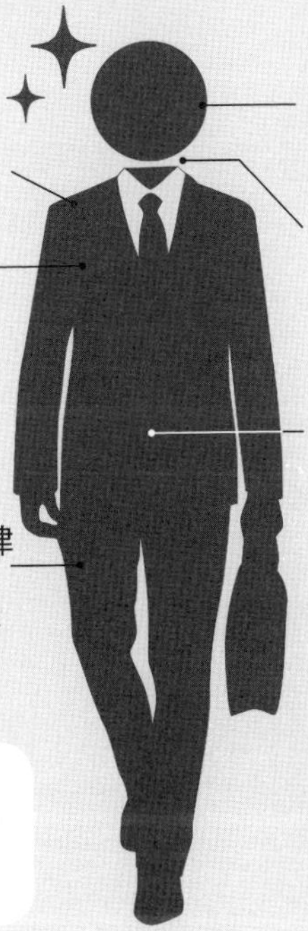
讓自己的頭部中心點對著天空
肩膀放鬆
伸直脖子
挺直背部
走路時，想像腳是往肚臍的前方踏出
緩慢而規律地走

理想的姿勢可讓氣管暢通，也能讓呼吸變得又緩又深，自律神經自然容易保持穩定。

將公事包換成手提箱，就能保持理想姿勢！

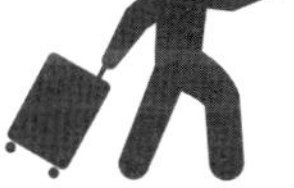

重度運動會對自律神經造成不良影響

輕度運動反而有效

雖然運動有益自律神經保持協調，但也不是所有運動都適當。運動通常會讓呼吸變得急促，交感神經也會因此變得極度活躍，副交感神經的活性也會跟著降低，這代表自律神經會因為運動而失衡。說得極端一點，一流的短跑選手在跑一百公尺的比賽時，幾乎是摒住呼吸的，但這樣會使血液循環變差，血液與氧氣無法傳輸至全身，使得催化身體老化的活性氧增生，對身體造成不良的影響。那麼哪些運動才適當呢？答案是散步這類輕度運動。近年來，養生的風潮日盛，許多中老年人也開始每天慢跑，但慢跑算是運動量過多的運動，尤其會讓呼吸變得急促，也一定會讓副交感神經的活性低落。明明已經過了三十歲，還逼自己慢跑的話，只會讓副交感神經的活性越來越差，所以千萬要慎選運動。

反觀**散步就不會造成身體負擔，還能讓自己深呼吸，所以是最適合調節自律神經的運動。當副交感神經的活性維持在高檔，血液循環就會越來越好。由此可知，讓身體暖和與促進血液循環的輕度運動是自律神經所需的，至於重度運動雖然能提升肌耐力與運動能力，對自律神經卻不一定有助益。**散步或是後續介紹的深蹲、伸展操都是誰都應該試試的輕度運動。

「一早就逼自己有所作為」，很可能讓自律神經失調

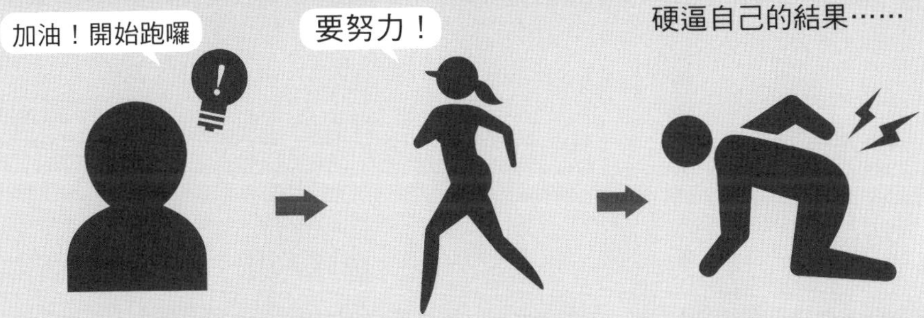
加油！開始跑囉
要努力！
硬逼自己的結果……

一旦自律神經變得紊亂，視野就有可能變得狹窄，這會讓剛開始準備運動你為了「要立刻看到效果，所以要求自己連跑1小時」，但如此激烈的運動只會造成身體的負擔。建議大家先讓自己冷靜下來，先從散步這類輕度運動開始就好。

若要保持自律神經穩定，散步遠比跑步來得適當

假設運動的目的不是為了提升運動能力或強化肌耐力，那麼不妨透過伸展操或散步這類運動調節自律神經。如果覺得自己的肌耐力或血液循環隨著年紀變差，也想透過運動改善的話，建議加做後續介紹的深蹲。

跑步這類運動

激烈運動

會讓呼吸變得急促的運動都會讓交感神經異常活躍，副交感神經的活性也會急速下滑。此外，活性氧也會因此大量增生，身體加速老化的風險也隨之增高，由此可知，重度運動不是調節自律神經神經的方法。

伸展操或散步這類運動

輕度運動

能讓呼吸變得又緩又深的運動能穩定自律神經，又不會對身體造成負擔。

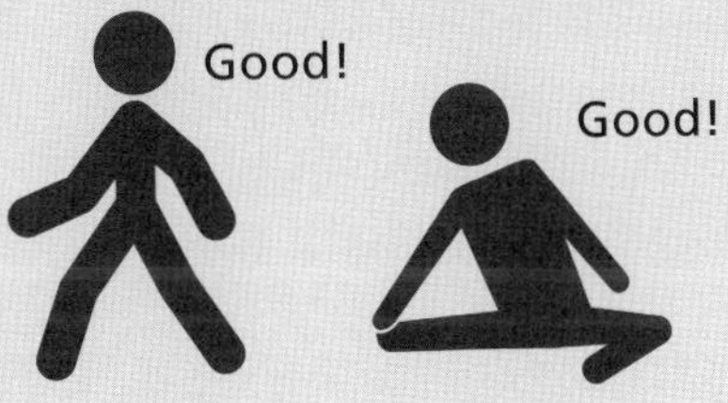
Good!
Good!

讓自己睡得更熟！

宛如魔法的1分鐘伸展操

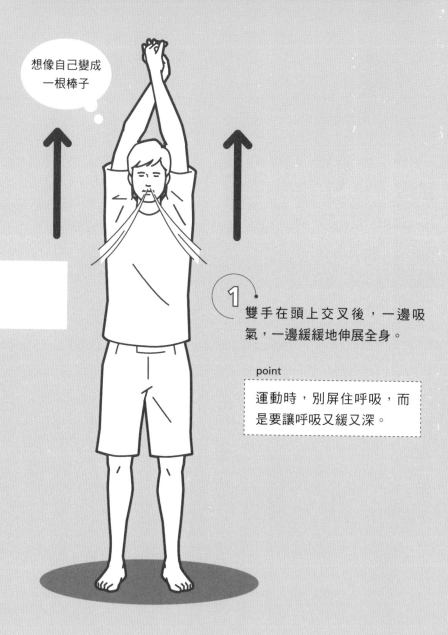

1 雙手在頭上交叉後，一邊吸氣，一邊緩緩地伸展全身。

point

運動時，別屏住呼吸，而是要讓呼吸又緩又深。

2
一邊吐氣，一邊花4秒讓身體緩緩向右邊傾倒。

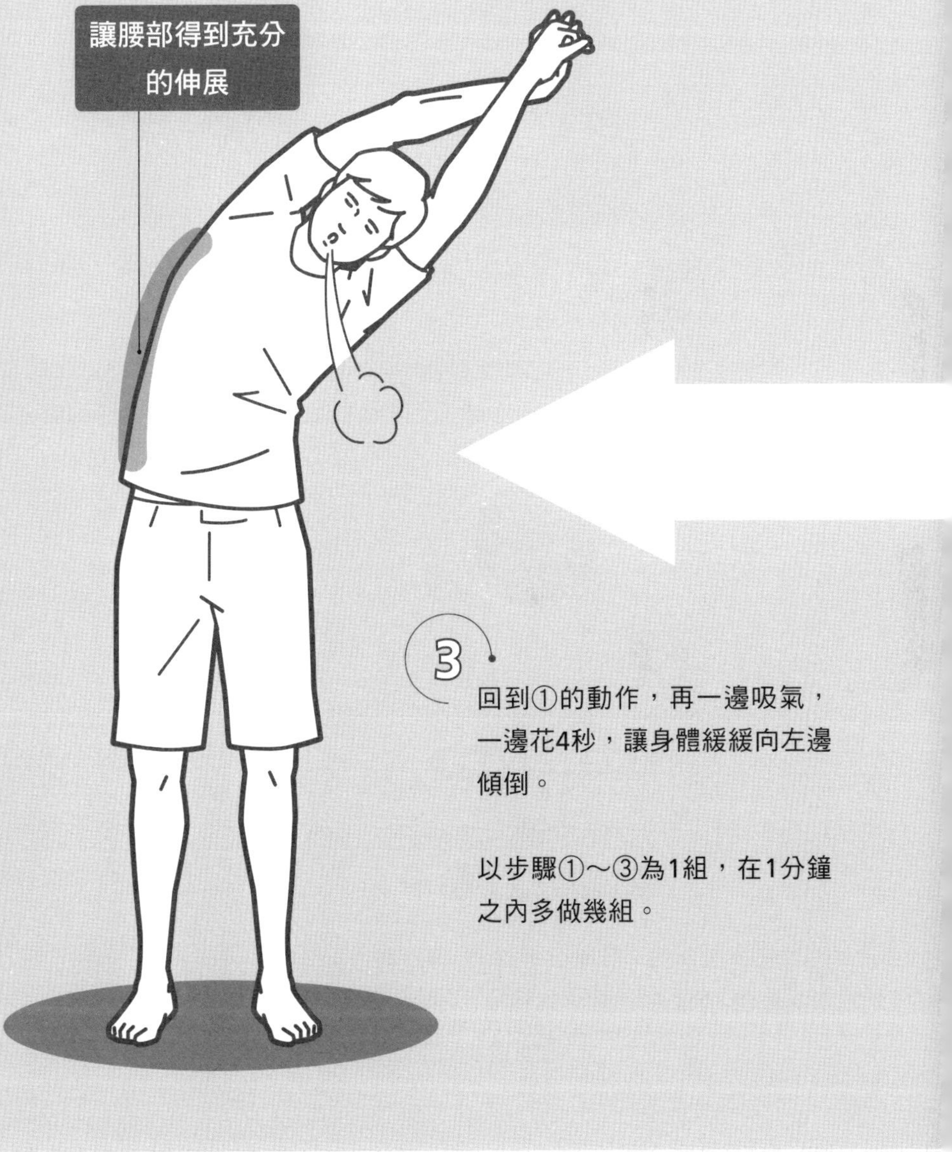

3
回到①的動作，再一邊吸氣，一邊花4秒，讓身體緩緩向左邊傾倒。

以步驟①～③為1組，在1分鐘之內多做幾組。

調整自律神經的小林式深蹲

深蹲要用正確的姿勢

重覆蹲下的深蹲是隨時都能做的運動之一，**也能有效調節自律神經**。深蹲原本是鍛練雙腳與腰部肌肉，讓下半身變得更緊實的運動，但同時也能促進下半身的幫浦功能，讓血液順利流往全身，這也意味著能瞬間提促血液循環與活化副交感神經。深蹲雖是很簡單的運動，卻得注意下列幾項重點。

1 每天早上與晚上做。

2 一邊深呼吸一邊做，蹲下與站起各維持四秒。

3 覺得痛就立刻停止。

此外，要提醒自己以正確的姿勢深蹲，否則將未蒙其惠、先受其害，雙腳與腰部會承受多餘的負擔，也有可能會越做越痛。**最要注意的就是上半身要保持直挺，因為一旦身體前傾，就會對肺部造成負擔而無法深呼吸**。維持正確的姿勢，同時在蹲下去的時候吐氣，站起來的時候吸氣，可讓效果更加明顯。另外要注意的是，膝蓋只需要彎到不會覺得不舒服的程度即可，所以盡可能不要彎超過九十度，否則膝蓋有可能會越來越痛。另一點需要注意的是，蹲下時不要讓膝蓋超過腳趾。

最適合調節自律神經的運動就是「深蹲」

深蹲就是重覆蹲下的運動，而這種運動可讓擁有全身6成肌肉的下半身幫浦機能更加活躍，讓血液更順暢地流往全身。這項運動的重點在於一邊深呼吸，一邊以正確的姿勢做。

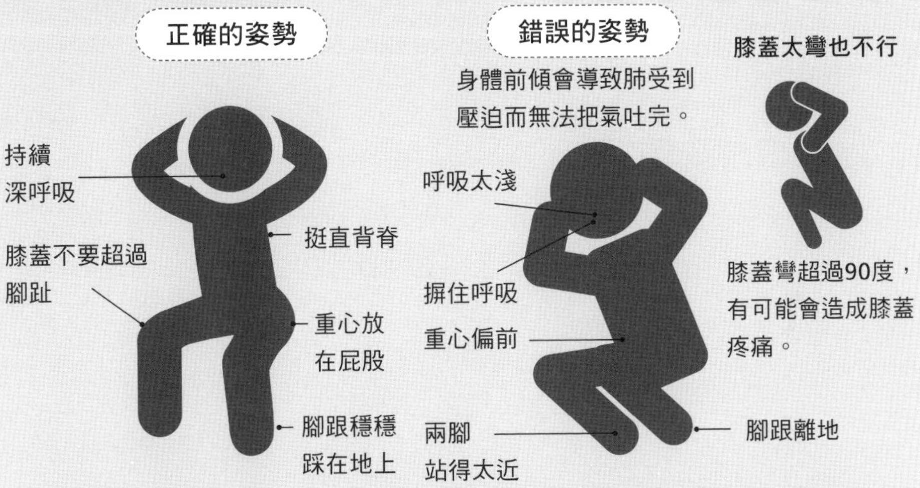
正確的姿勢
持續深呼吸
挺直背脊
膝蓋不要超過腳趾
重心放在屁股
腳跟穩穩踩在地上
錯誤的姿勢
身體前傾會導致肺受到壓迫而無法把氣吐完。
呼吸太淺
摒住呼吸
重心偏前
兩腳站得太近
腳跟離地
膝蓋太彎也不行
膝蓋彎超過90度，有可能會造成膝蓋疼痛。

除了穩定自律神經之外，「深蹲」還有許多好處

以正確的姿勢深蹲，可用到全身的肌肉，有效率地鍛鍊全身的肌肉。

咬緊牙關

- 預防失智症

髂腰肌得到訓練

- 可預防腰痛或是閃到腰

增加肌肉量

- 變得年輕
- 提升基礎代謝率，打造易瘦體質

促進血液循環

- 改善肩頸僵硬
- 改善手腳冰冷的毛病
- 降低中風或糖尿病的風險
- 改善頭痛

促進腸道蠕動

- 改善便祕

只做這項運動也 OK！

全身深蹲

1

一邊吐氣，一邊花4秒蹲下，直到膝蓋呈90度為止。

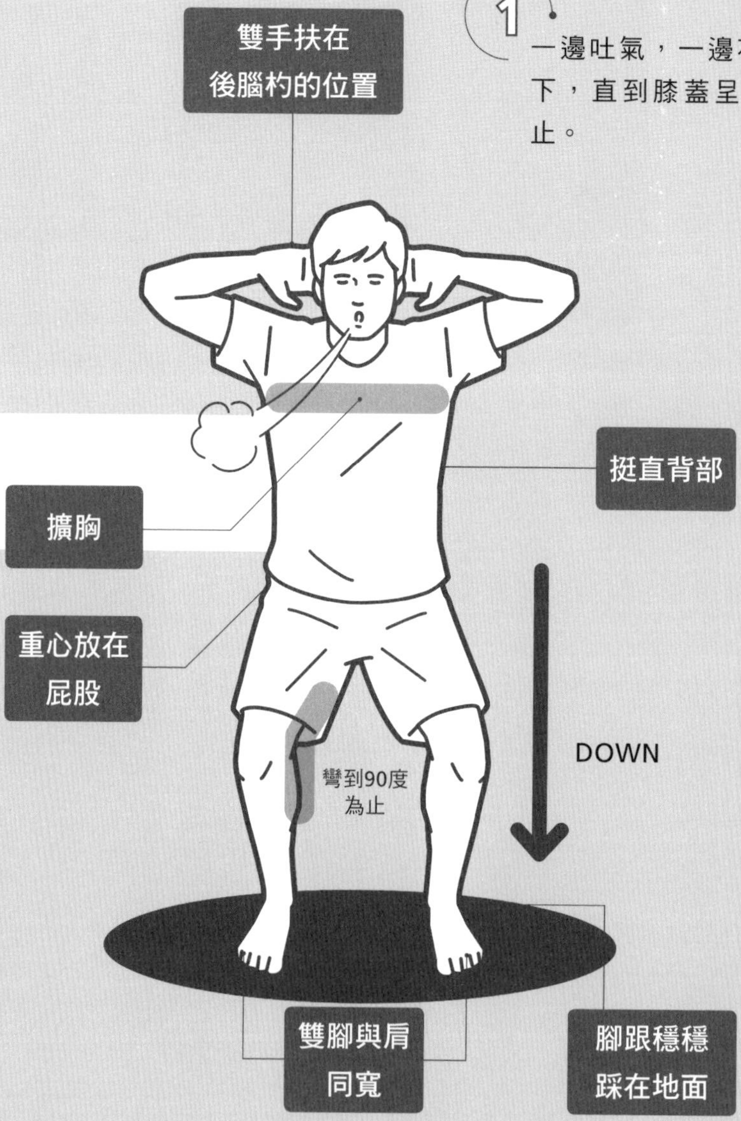

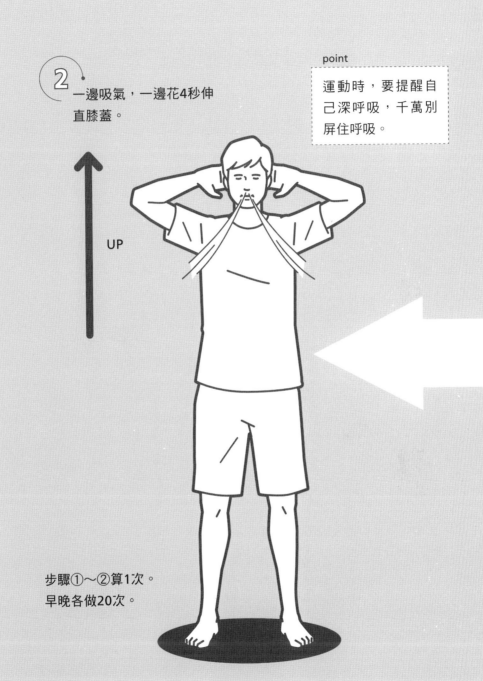

2 一邊吸氣，一邊花4秒伸直膝蓋。

point

運動時，要提醒自己深呼吸，千萬別屏住呼吸。

步驟①～②算1次。
早晚各做20次。

結語

在前面的所有章節，我們聊到了許多自律神經失調的影響，或許大家會覺得有點唐突，但請務必記得：「自律神經本來就容易失調。」

此外，硬是逼自己排除所有擾亂自律神經的事物，反而會因此而使自律神經失調。

重點不在於避免自律神經失調，而是在失調的時候，讓自律神經恢復穩定的力量。

只要失調的程度沒有太嚴重，也還沒有拖延太久，是不會對身體造成太多負擔的。

鍛練身心也能強化自律神經。

本書介紹了許多穩定自律神經的小祕訣，例如「每天早上喝一杯水」、「留一段時間讓自己放空」、「假笑也好，記得讓自己的嘴角上揚」，也介紹了三分鐘就能做的深蹲與伸展操，建議大家至少把上述的一項祕訣培養成生活習慣。

只要能持續這些習慣，要說是握有自律神經的主導權也不為過囉！

順天堂大學醫學部教授　小林弘幸

【參考文獻】

《自律神經を整える最高の食事術》（寶島社）
《自律神經を整える習慣・運動・メンタル》（池田書店）
《ゆっくり動くと人生がすべてうまくいく》（PHP研究所）
《死ぬまで歩くにはスクワットだけすればいい》（幻冬社）

2AF722 樂活人生

自律神經超圖解：

身體怪怪的，都是因為它？學會與最不受控的人體系統和平共處

眠れなくなるほど面白い 図解 自律神経の話：自律神経のギモンを専門医がすべて解説！

作　　者　小林弘幸
譯　　者　許郁文
責任編輯　張之寧
版面構成　江麗姿
封面設計　任宥騰

行銷企劃　辛政遠、楊惠潔
總 編 輯　姚蜀芸
副 社 長　黃錫鉉

總 經 理　吳濱伶
發 行 人　何飛鵬
出　　版　創意市集

發　　行　英屬蓋曼群島商家庭傳媒股份有限公司
城邦分公司

香港發行所　城邦（香港）出版集團有限公司
香港灣仔駱克道 193 號東超商業中心 1 樓
電話：(852) 25086231
傳真：(852) 25789337
E-mail：hkcite@biznetvigator.com

馬新發行所　馬新發行所 城邦（馬新）出版集團
Cite (M) SdnBhd
41, Jalan Radin Anum, Bandar Baru
Sri Petaling, 57000 Kuala Lumpur,
Malaysia.
電話：(603) 90578822
傳真：(603) 90576622
E-mail：cite@cite.com.my

展售門市　115 台北市南港區昆陽街 16 號 5 樓
製版印刷　凱林彩印股份有限公司
初版 24 刷　2024 年 7 月
I S B N　978-986-0769-13-5
定　　價　370 元

客戶服務中心
地址：115 台北市南港區昆陽街 16 號 7 樓
服務電話：（02）2500-7718、（02）2500-7719
服務時間：週一至週五 9：30 ～ 18：00
24 小時傳真專線：（02）2500-1990 ～ 3
E-mail：service@readingclub.com.tw

若書籍外觀有破損、缺頁、裝訂錯誤等不完整現象，想要換書、退書，或您有大量購書的需求服務，都請與客服中心聯繫。

國家圖書館出版品預行編目資料

自律神經超圖解：身體怪怪的，都是因為它？學會與最不受控的人體系統和平共處 / 小林弘幸著；許郁文譯. -- 初版. -- 臺北市：創意市集出版：英屬蓋曼群島商家庭傳媒股份有限公司城邦分公司發行, 2021.09
面；　公分
譯自：眠れなくなるほど面白い 図解 自律神経の話：自律神経のギモンを専門医がすべて解説！

ISBN　978-986-0769-13-5(平裝)
1. 自主神經 2. 保健常識

411.1　　110010416